Guy Laforge

# Wenn die Ärzte nicht weiter wissen...

## … dann lies dieses Buch und finde heraus, warum Dein Körper streikt!

W0355388

ersa Verlag

# Wenn die Ärzte nicht weiter wissen...

## ... dann lies dieses Buch und finde heraus, warum Dein Körper streikt!

Guy Laforge
1. Auflage 2019
ersa Verlag
www.ersa-verlag.de
ISBN 978-3-944523-34-7
Foto Umschlag © turk_stock_photographer@istockphoto.com
© Copyright 2019 ersa Verlag
Printed in Germany

Die hier dargestellten Inhalte dienen ausschließlich der neutralen Information und allgemeinen Weiterbildung. Sie stellen keine Empfehlung oder Bewerbung der beschriebenen oder erwähnten diagnostischen Methoden, Behandlungen oder Arzneimittel dar. Die Angaben und Empfehlungen erfolgen ohne Verpflichtung oder Garantie des Autors. Er und der Verlag übernehmen keine Verantwortung und Haftung für Personen-, Sach- und Vermögensschäden aus der Anwendung der hier erteilten Ratschläge. Dieses Buch hat nicht die Absicht und erweckt nicht den Anspruch, eine ärztliche Behandlung zu ersetzen. Ausdrücklich wird empfohlen, eine medizinische Diagnose vom Therapeuten einzuholen und eine entsprechende Therapiebegleitung durchzuführen. Einige der vorgestellten Maßnahmen weichen von der gängigen medizinischen Lehrmeinung ab, und resultieren aus der Erfahrungsheilkunde. Es wird ausdrücklich darauf hingewiesen, dass mit diesem Buch keine erfüllbaren Hoffnungen erweckt werden, die eventuelle Heilerfolge erwarten lassen können. Die Verwertung der Texte und Bilder, auch auszugsweise, ist nur mit Zustimmung des Verlags und des Autors erlaubt. Dies gilt auch für Vervielfältigungen, Übersetzungen, Mikroverfilmungen und für die Verarbeitung mit elektronischen Systemen.
Die in diesem Buch zusammengestellten Adressen erheben keinen Anspruch auf Vollständigkeit. Sie wurden nach bestem Wissen und Gewissen erstellt. Die Angaben gelten vorbehaltlich jeglicher Änderungen. Lassen Sie sich vom Arzt oder Apotheker beraten, bevor Sie zu Vitaminpräparaten greifen. Nicht immer ist eine Nahrungsergänzung sinnvoll. Eine Überdosierung oder falsche Kombination von Präparaten könnte womöglich mehr schaden als nutzen. Für Schwangere gelten die Empfehlungen des Frauenarztes.

ersa Verlag UG (haftungsbeschränkt)
Gagzow, Dorfstr.15,
23974 Krusenhagen/Germany

# Inhaltsverzeichnis

## Inhaltsverzeichnis

# Inhaltsverzeichnis

**Vorwort**

Liebe Leser,
dass Sie dieses Buch in die Hand genommen haben, kann unterschiedliche Gründe haben:
Sie sind erkrankt und finden weder Ursache noch Lösung.
Sie haben das Vertrauen in die Schulmedizin verloren.
Sie möchten sich nicht mit Chemikalien und Pillen vergiften.
Sie möchten eine Rückkehr zur Natur aus Respekt gegenüber Ihrem Körper.
Sie möchten die Ursache Ihrer Probleme endlich erkennen können.
Sie fragen sich, weshalb die Menschen immer kränker werden.
Sie fragen sich, weshalb es eine deutliche Zunahme an Krebsfällen gibt. Sie fragen sich, weshalb zwei Drittel der Bevölkerung Rückenprobleme hat.
Sie fragen sich, weshalb es immer mehr Fälle von Unfruchtbarkeit gibt. Sie können seit Jahren nicht mehr durchschlafen.
Sie sind endlich bereit, sich mit unsichtbaren, krankmachenden Dingen zu befassen, die es in der Form früher nicht gab und bei Urvölkern auch heute nicht gibt.

Sie möchten also gerne Ihre eigene Gesundheit schützen oder wiedererlangen, ohne Wenn und Aber. Sie möchten alle Register ziehen, um Ihre Gesundheit und die Ihrer Familienmitglieder und Freunde wiederzufinden und zu schützen.

Ich sage Ihnen gleich: Eventuell wird man Sie für verrückt halten. Aber das macht nichts, denn Sie sind auf dem richtigen Weg.
Sie werden auf den nächsten Seiten Ungeahntes, Überraschendes und manch Unglaubliches über die Ursachen von Krankheit erfahren. Und glauben Sie mir: Mithilfe des Erfahrungswissens aus diesem Buch werden Sie künftig viele Krankheiten selbst besiegen können, statt Chirurgen und Bestatter in Anspruch zu nehmen. Den Anspruch, eine ärztliche Behandlung ersetzen zu können, hat dieses Buch jedoch nicht!

So gehören wir gedanklich zusammen, lieber Leser.

Ich wünsche Ihnen beste Gesundheit bis ins hohe Alter.

Ich wurde während meiner Kindheit in Frankreich mit Heilern konfrontiert, wie es sie in Deutschland selten gibt, weil die meisten Heilberufe in Deutschland eine Prüfung erfordern.
Dieser deutsche Reglementierungswahn bewirkt, dass Menschen mit besonderen Eigenschaften und Fähigkeiten entweder nicht bekannt sind, oder sich in Nachbarländern etablieren müssen.
Angesichts der zahlreichen Gesundheitsskandale der letzten Jahre, der mittlerweile offenen Kritik an unnötigen Hüft- und Wirbelsäulenoperationen oder den immer weiter steigenden Erkrankungen wie Krebs, Diabetes oder Herz-Kreislauf wird überdeutlich:
Der Einzelne sollte sich selbst um seine Gesundheit kümmern, statt sie gedankenlos der Schulmedizin und den Chirurgen zu überlassen. Denn: Gesundheit ist machbar!

Lassen Sie uns zu den Anfängen der Menschheit zurückgehen.

Die ersten Menschen fanden das ideale biologische Umfeld vor. Zugegeben, unsere Ahnen mussten ihre Nahrung mühevoll sammeln, erjagen und Fastenzeiten waren durchaus üblich (heute wissen wir allerdings, dass Fastenzeiten sogar gesund sein können).
Auch unsere Wohnsituation hat sich seit damals erheblich verändert. Wir wohnen in warmen und hygienischen Häusern, die uns vor Krankheiten schützen sollen. Die Temperaturen im Haus sind angenehm und wir schlafen in warmen Betten. Dabei hat die moderne Medizin zahlreiche Mittel und Techniken entwickelt, um dem Fortschreiten eventueller Erkrankungen vorzubeugen bzw. diese zu stoppen.
Seltsam ist aber, dass viele Menschen der Moderne trotz dieser scheinbar idealen und komfortablen Lebensbedingungen an Zivilisationskrankheiten wie Krebs, Unfruchtbarkeit, Wirbelsäulen- und Hüftproblemen leiden.
Die natürliche Umwelt, das biologische Umfeld aus den Anfängen der Menschheit ist ja immer noch weitestgehend vorhanden. Was also ist der Grund für den rasanten Anstieg dieser Zivilisationskrankheiten?

## Ist die beängstigende Krebs-Prognose der Medien berechtigt?

Nein, sie ist nicht berechtigt, wenn jeder bereit ist, über seine Lebensweise nachzudenken. Die Pressemeldungen vom 4. Februar 2014 über eine Zunahme an Krebserkrankungen um 20 Millionen bis 2025 betreffen nur diejenigen, die nicht bereit sind, im Einklang mit der Natur zu leben.

Die entstehende Angst aus solchen Meldungen vermittelt Verunsicherung und stiehlt Lebensfreude. Diese Meldungen sorgen bei Ärzten und Krankenhäusern für Vollbeschäftigung. Die Früherkennungs- und Vorsorgeuntersuchungen werden in Anspruch genommen.

Aber: Wieso werden manche Menschen krank, andere nicht?

Die Erklärungen dazu:

Die Krebsursache, für die sich niemand so richtig und ernsthaft interessiert, ist bereits von 1924 bis 1929 in über 10.000 Fällen durch Radioaktivitätsmessungen von dem Physiker Pierre Cody wissenschaftlich erkannt und dokumentiert worden. Für seine Experimente und Messungen nutzte Cody zwei Ionisationskammern. Er stellte eine Kammer genau an die Stelle, wo Krebs entstand und eine daneben im selben Raum, wo keine gesundheitlichen Probleme bekannt waren.

Die Messergebnisse waren eindeutig: Genau an den Stellen, wo der Krebs entstand, war immer eine starke Ionisationsstrahlung (Radioaktivität) vorhanden.

Cody stellte während seiner jahrelangen Messungen fest, dass die natürliche Radioaktivität zum Winter hin zunahm und sich vor jedem Wetterumschwung änderte. Das ist auch eine Erklärung für die Wetterfühligkeit vieler sensibler Menschen.

Auch Dr. med. Peter Rothdach aus München stellte fest, dass Krebs ortsabhängig ist. Krebs entsteht dort, wo langsame Neutronenstrahlungen aus der Erdkruste immer wieder, jede Nacht, dieselben Organe eines Menschen treffen.

Dr. med. Dieter Aschoff berichtete 1983 auf dem Krebs- und Onkologie-Kongress in Baden-Baden über die Krebsursache. Sein

Vortrag war von vielen technischen Messungen begleitet. Radioaktivität aus der Erdkruste ist also eindeutig bei vielen Wissenschaftlern als ***die*** primäre Krebsursache bekannt.
Dr. med. Hartmann aus Eberbach/Neckar wurde stutzig, als im Abstand von zwei Jahren am selben Schlafplatz drei Männer hintereinander an Magenkrebs starben.
Hartmann entschied sich für Tierversuche an der entsprechenden Stelle. Statt eines Bettes wurde an die Stelle ein dichter Bretterverschlag gestellt. Die Mäuse hatten zwar viel Platz, sie rückten aber eng zusammen, und zwar immer an dieselbe Stelle. Hartmann entschied sich, den Verschlag so klein zu machen, dass die Mäuse nur auf der „Magenkrebs-Stelle" bleiben konnten. Die Mäuse fraßen ihren Nachwuchs auf und verstarben anschließend an Krebs.

Moderne Mediziner studieren leider keine Physik. Sie lernen und erfahren nichts von den wissenschaftlichen Erkenntnissen früherer Forscher. Die Natur um uns herum hat sich seitdem nicht geändert. Nur der Mensch ändert laufend die Natur und fügt viele zusätzliche Störungen hinzu, wie etwa Plastiken, die zu den neuen Krebsverursachern gehören.
Die alte Lehre der Chinesen, ein Haus nur dort zu bauen, wo es keine „Erdstrahlen" gibt, war also gar nicht so dumm. Der Standort des Hauses ist entscheidend. Ein Haus, das auf einem gesunden Boden gebaut wurde, ist die beste Vorsorgemaßnahme. Gesunder Standort heißt, weitgehend frei von natürlicher Radioaktivität, mindestens für die Schlafräume.
Im Laufe der Jahre hat der Mensch seine Verbindung zur Natur weitgehend verloren. Er betrachtet sogar die Erkenntnisse der älteren Generationen als puren Unsinn. Er stellt sein Bett irgendwo hin und nimmt gegebenenfalls Schlafmittel ein. Seinen Schlafmangel interpretiert er nicht als eine natürliche Warnung vor möglicher Krankheit.
Sein Unwissen über das Phänomen, dass nahezu alle Krebsfälle und viele andere Krankheiten im Bett entstehen, kann zur Lebensbedrohung werden. Ein Bett auf solchen Neutronenstrahlungen

zu platzieren, bedeutet übersetzt, dass der Mensch jede Nacht auf einer radioaktiven Strahlung verbringt. Es sind immer dieselben Organe, die Nacht für Nacht an derselben Stelle bestrahlt werden. Der gesunde und regenerierende Erdmagnetismus wird an den Stellen von der Radioaktivität zusätzlich vernichtet.

Wer darüber nachdenkt, kommt möglicherweise zu folgender Feststellung: „Ich habe meinen Schlafplatz nie gewechselt, trotzdem war ich früher an der Stelle gesund und jetzt nicht mehr. Ich leide seit einigen Jahren unter Schlaflosigkeit."

Die Antwort ist sehr einfach. Wir haben ausnahmslos alle unsere Umwelt innerhalb der letzten 30 Jahre stark verändert. Wir sind mit dem Konsum gewachsen und haben viele neue Stoffe in unsere Häuser eingebracht, ohne über eine mögliche Gefahr nachzudenken. Die vielen Plastikteile und synthetischen Stoffe im Hause, auch Deko- Gegenstände aus Eisen und dickem Glas, die die natürlichen Neutronenstrahlungen übernehmen und im Hause zerstreuen, erklären den Verlust der Gesundheit und der Schlaflosigkeit.

Die Schlaflosigkeit ist nur ein Signal des Körpers, um mitzuteilen, dass etwas im Hause nicht mehr stimmt, und dass selbiger dadurch irgendwann krank wird.

Die Plastikstrahlen, die es früher nicht gab, verdichten sich überall im Haus und greifen das Leben ständig an.

Deshalb können die Ärzte nicht wissen, woher und woraus so viele neue Zivilisationskrankheiten entstehen. Ich empfehle deshalb, in alle Schränke und Schubladen genau zu schauen und sofort alle Plastikteile zu entsorgen. Die Kunststoffartikel, worauf man nicht verzichten kann, sollten höher als die Schlafplätze gestellt werden. Dazu gehört auch alle Kleidung mit Synthetik-Anteilen. Auch der Wecker und die Brille gehören höher als der Schlafplatz. Dann kommt der gute Schlaf wieder. Man muss dafür konsequent handeln.

Plastik und Kunststoff im Hause können lebensgefährlich sein. Deren Standort bestimmt ihre zerstörerische Aktivität. Sie stehen für eine Zunahme an Krebsfällen von ca. 60 % in den letzten 20 Jahren.

Wenn Kinder nicht gut schlafen, können Spielzeuge, Mülleimer, Plastikfolien und Tornister die Ursache sein. Diese gehören nachts höher abgestellt als die Schlafplätze. Plüsch- und Kuscheltiere aus Synthetik mit Kunststofffüllungen sollten möglichst entsorgt werden.
Diese Effekte habe ich vor 25 Jahren während Hautwiderstandsmessungen zufällig entdeckt.
Die natürlichen Strahlen und die der Plastikteile können auch Mitverursacher von Arthrose und Rückenproblemen sein. Der wahre Verursacher für die Rückenprobleme, die es in der Form vor 40 Jahren nicht gab, ist der elektromagnetische Smog im Schlafzimmer. Die Wirbelsäule degeneriert bis in die Hüftgelenke unter dem dauerhaften Einfluss von elektromagnetischem Smog in der Nacht am Schlafplatz.

**Fakt ist: Die Ursachen der Zivilisationskrankheiten sind überwiegend am Schlafplatz zu finden.**

Statt den eigenen Körper nachts zur Natur zurückzubringen, bettet man ihn auf Matratzen und Kissen mit 100 % Polyester. Manchmal ist sogar der Schlafanzug auch noch aus synthetischen Stoffen. Dann gute Nacht Marie!

Das Schlucken von chemischen Pillen, die in der Menge fast eine Mahlzeit ausmachen, entfernt unseren Körper weiterhin von der Natur und vergiftet ihn zusätzlich.

Die Schulmedizin wird die Probleme wie Krebs- und Wirbelsäulenerkrankungen nie beherrschen können, solange sie sich nicht mit den Ursachen dieser Erkrankungen beschäftigt. Diese Erkrankungen sind vorrangig physikalisch und nicht nur chemisch bedingt. Das gilt auch weitgehend für Unfruchtbarkeit. Mehr darüber und über Ursachen, Therapien und Schutz vor Zivilisationskrankheiten habe ich in meinen bisherigen drei Büchern beschrieben.

Meine persönlichen Erfahrungen mit der Gesundheit, mein Beruf als Techniker mit der angeborenen Denkweise, Ursachen

und Wirkung zu analysieren, später als Außendienstler für einen großen deutschen Konzern im Münsterland: Das alles passte gut zusammen, um viele Menschen mit einer besonderen Botschaft zu erreichen: Gesund leben!
Diese Eigenschaften wurden schnell innerhalb meiner Kundschaft bekannt und aufgrund der besonderen Erfolge sehr ernst genommen, obwohl ich mich mit einer unsichtbaren Materie befasste, die sonst kein Mensch wahrnehmen konnte.

## Meine Vorgeschichte

Ein Hüftgelenk, das im Alter von 28 Jahren schon ersetzt werden sollte und die vollkommene Lähmung der rechten Schulter und des rechten Arms gaben mir wenig Hoffnung für eine erfolgreiche Zukunft, ob beruflich oder familiär. Die Ursachen konnten leider nicht ermittelt werden.
Die Verzweiflung über mehr als zwei Jahre mit stetig wachsenden Schmerzen, ließ eher Resignation und Selbstmordgedanken aufkommen, als Gedanken an ein zukunftsorientiertes Leben.

Damals hätte ich niemals geglaubt, dass ich einmal die Ursachen der meisten Krebserkrankungen, der Kinderlosigkeit, Hüft- und Wirbelsäulenerkrankungen erkennen würde.

Der Schlafplatz mit einem durchgehenden, natürlichen Erdmagnetismus ist maßgebend für die Gesundheit. Durch einfache Beratungen für einen ungestörten Schlafplatz werden die meisten Krankheiten erfolgreich bekämpft.
Jahre später entdeckte ich sogar die sekundäre Ursache vieler Erkrankungen, inklusive Krebs durch Plastikschwingungen am Schlafplatz.
Ich hätte auch niemals 35 Jahre zuvor daran gedacht, dass ein Arzt und Physiker meine Aussagen mithilfe von Frequenztomographischen Messungen nachweisen würde, ebenso, dass der namhafte Arzt Dr. med. Peter Rothdach mich eines Tages zu einem Vortrag auf seinen Kongress einladen würde, um über meine Entdeckungen und Erfahrungen vor Fachleuten zu berichten.

Scheinbar war das unbeschreibliche Leid mein programmiertes Schicksal. Dabei erfuhr ich, was Schmerzen und Hoffnungslosigkeit bedeuten. Der Gesundheitsverlust sollte mir meine Ohnmacht deutlich machen und mich so zu einer neuen Denkweise zwingen. Damit sollte ich erfahren, dass Gesundheit das höchste Gut eines Menschen ist. Durch diese Erfahrungen entwickelt man zwangsläufig Gefühle für kranke Menschen und auch deren Krankheiten. So wird einem bewusst, dass Gesundheit nicht selbstverständlich ist, sondern ein Geschenk der Schöpfung, womit man achtsam umgehen sollte, wenn man es behalten will.

Nach all den Erfahrungen mit Orthopäden, Masseuren, Physiotherapeuten usw. war letztendlich keine Heilung mehr in Sicht. Es sollte also kein Zufall sein, dass ich als Techniker für Gas- und Elektrotechnik mit dieser Art von neuen Zivilisationskrankheiten konfrontiert wurde. Folgerichtig verlagerte ich mein Leben von Frankreich nach Deutschland. Dorthin, wo namhafte Forscher der verschiedensten Wissenschaften in Sachen Gesundheit zu finden sind. Das Versagen meiner Gesundheit hatte also den Sinn und das vorgegebene Ziel, mich über einen unorthodoxen Weg mit französischer Fantasie zu den Krankheitsursachen zu führen.

### Der Elektrosmog am Bett

Als ich eines Tages von einer älteren Dame hörte, dass ein Mann aus dem Ruhrgebiet das Haus ihres Nachbarn nach Elektrostörungen mithilfe von Messgeräten untersucht hatte, ging mir ein Licht auf. Es hieß auch, dass der Gesundheitszustand der Leute sich in kurzer Zeit deutlich verbessert hätte. Elektrotechnik in Verbindung mit Gesundheit zu bringen, war für mich völlig neu.

Ich rief den Mann aus Mülheim/Ruhr sofort an. Er war Elektronik-Ingenieur und hatte sich eine Messsonde für elektrostatische, elektrische und elektromagnetische Störungen gebaut. Als er unser Schlafzimmer betrat, waren für ihn unsere Krankheitsursachen vollkommen klar. Er hatte schon damals sehr viele Erfahrungen mit Elektrosmog gesammelt.

Die 30.000 Volt elektrostatisch aus dem Velours-Teppichboden sah er als Verursacher für die Asthmaanfälle meiner Frau und für unsere dauernd verstopften Nasennebenhöhlen.

Den Radiowecker mit der 50 Hertz Zahlendrehwalze und den Trafo dazu an meiner rechten Schulterseite, plus der Fernseher im Standby die ganze Nacht über am Fußende, sah er als Verursacher für meine Gelenk- und Wirbelsäulenprobleme. Sein Messgerät reagierte erschreckend laut auf die unsichtbaren Störungen. Dabei hatte ich den Fernseher im Schlafzimmer platziert, um das lange Sitzen abends zu vermeiden. Das Liegen früh am Abend sollte nach meinen Vorstellungen die Wirbelsäule entlasten. Das war völlig falsch.

Er empfahl, die Schlafzimmer-Sicherung jeden Abend auszuschalten. Von da an schaltete ich jeden Abend die Sicherung ab. Nach dem baldigen Einbau eines Netzfreischalters und der Beseitigung des Teppichbodens waren in wenigen Tagen die Probleme weitgehend beseitigt. Die Lähmungen waren weg und ich konnte wieder arbeiten.

Es war aber noch nicht perfekt, weil sich viele Schmerzen noch hartnäckig hielten. Ich konnte mir erklären, dass die 50 Hertz aus den Stromleitungen meinen Körper über mehrere Jahre geschädigt hatten. Später erfuhr ich, dass es genau diese 50 Hertz waren, die die Bänder meiner Wirbelsäule gelockert hatten und ein Wrack aus meinem Knochenbau gemacht hatten. Ich brauchte jetzt einen guten Spezialisten, der in der Lage war, meine Knochen wieder in Einklang zu bringen. Das sollte sich leider als sehr schwierig herausstellen.

## Erdstrahlen und Erdmagnetismus?

Kurze Zeit später, während der Zusammenarbeit mit dem Haus-Ingenieur eines größeren münsterländischen Krankenhauses, erzählte ich von meinen Erfahrungen mit dem Elektrosmog. Das war für ihn völlig klar und er setzte noch eins drauf: Er sagte mir, dass Erdstrahlen unter dem Bett noch viel schlimmer sind als Elektrosmog. Erdstrahlen können sogar Krebs verursachen, sagte er. Zuerst dachte ich, dass der Mann nicht ganz von dieser Welt sei. Allerdings war er sehr ruhig, sehr klug und verfügte über ein großes Allgemeinwissen.

Dass die Erde strahlen soll, war mir neu. Andererseits war mir klar, dass ein Kompass nicht von ungefähr den Norden anzeigen kann. Ich wusste auch, dass jeder Punkt der Erde seinen eigenen erdmagnetischen Wert hat und dass Weltumsegler, Piloten, Brieftauben, verlorene Tiere, Tiere in der Wildnis, Nomaden in der Wüste und mehr, diese erdmagnetischen Eigenschaften nutzen, um ihr Ziel punktgenau zu erreichen.

Am 12. Nov. 2012 berichtete die Tagespresse über einen pfiffigen Hund aus der Stadt Hagen. Der Hund benutzte den Bus, um durch die Stadt zu fahren. Als der Busfahrer am Hauptbahnhof bemerkte, dass der gutmütige Hund allein und wie selbstverständlich in seinen Bus einstieg, informierte er die Polizei. Der Polizei war dieser Hund für seine Ausflüge schon bekannt, aber noch nicht als Schwarzfahrer. Wenn ein Hund regelmäßig mit dem Bus fährt und er genau weiß, wo er jedes Mal aussteigen muss, dann sicher nicht, weil er den Busfahrplan liest. Sein empfindlicher Instinkt zum Erdmagnetfeld lässt ihn zwischen den vielen Fahrgästen genau erkennen, wo er sich befindet. Er steigt in den richtigen Bus ein und an der richtigen Stelle aus.

Am 6. Oktober 2012 wurde ebenso in der Tagespresse von dem inzwischen berühmten Kater „Felix“ berichtet. Felix hatte die meiste Zeit in einem Berliner Tierheim gelebt, als er 2010 aufgrund einer Überfüllung im Alter von 6 Jahren von einem Tierschutzverein in Braunschweig übernommen wurde. Dort hielt es Felix

nicht lange aus. Seine Sehnsucht nach Berlin war zu stark. Für die 240 Kilometer brauchte er 17 Monate. Er kam zwar abgemagert an, war aber wieder zu Hause.
Er musste viele Autobahnen, Straßen, Bahngleise, Tunnel und Brücken vorsichtig überqueren, zumal Katzen nicht gerne schwimmen. Er hatte keine Straßenkarte, konnte die Schilder nicht lesen und hat nirgendwo nach dem Weg fragen können. Der spezifische Erdmagnetismus des Tierheims in Berlin war sein einziges Ziel.

Auch Brieftauben orientieren sich danach und fliegen präzise nach Hause zurück. Klebt man einen winzigen Magnet auf die Stirn einer Taube, so findet sie nicht mehr den Heimweg und geht verloren. Tiere kommunizieren untereinander überwiegend durch Ultraschall verschiedener Wellenlängen und Frequenzen. Sie orientieren sich nach dem Erdmagnetismus. So sammeln sich zum Beispiel die Lachse und kehren nach tausenden von Kilometern an ihren Geburtsort zum Laichen zurück.

Auch Naturvölker finden nach einem langen Marsch ihren Weg nach Hause, ob durch den Busch oder durch die Wüste. Das schaffen sie ohne Karte und ohne Kompass oder Navigation, obwohl dort keine Anhaltspunkte zu finden sind. Es gibt nur den Erdmagnetismus. So spüren Nomaden ihren Weg, ob in der Wüste Sahara oder im sibirischen Eis. Schon aus der Ferne spüren sie Menschen in Not.

| **KOSMOS** |
|---|
| IONOSPHÄRE elektrisch positiv geladen + Pluspole |
| Die Erde ist der Minuspol eines Riesenkondensators (Stromspeicher). Die Ionosphäre ist der positive Pol. Dazwischen entsteht ein elektrisches Feld. Die Luft ist negativ ionisiert. Ein Ion ist ein elektrischer Ladungsträger. Deshalb der Name Ionosphäre, als Gegenpole von Mutter Erde. Das Leben findet innerhalb einer riesige Batterie statt, die ständig von Blitzen wieder aufgeladen wird. Menschen, Pflanzen und Tiere leben von dieser elektrischen Luftelektrizität tagsüber, und regenerieren sich in der Nacht, über einen ungestörten Erdmagnetismus von ca. 0,5 Gauß. |
| Alle Lebewesen sind elektrochemische Aggregate, die von der elektrischen und elektromagnetischen Energie der Erde leben. Die Erde ist negativ geladen. Sobald die Erde sich entladen hat, drängt die positive Luftladung an die Erdoberfläche. Die Luft empfindet man als schwer und schwül, weil die Erdoberfläche sich positiv auflädt. Wolken ziehen auf, die unten negativ geladen sind. Der Kurzschluss ist perfekt. Bis zu 2000 Blitze pro Sekunde laden die Erde ständig wieder elektrisch auf. Die Luft ist wieder negativ ionisiert aufgeladen. Man atmet frei und fühlt sich wohl. |
| Ohne Erdmagnetismus: Kein Leben. Krankheiten entstehen überwiegend durch einen gestörten Erdmagnetismus, meist am Schlafplatz. |
| ERDE elektrisch negativ geladen - Minuspole |
| Magnetisches Feld |
| ERDMAGNETFELD<br>0,5 Gauß |

Ein Teppichboden ähnelt oft einer Gewitterluft, wie die positiven Ionen aus der Ionosphäre. Es ist drückend, sagt man.

(Mehr dazu in meinem Buch „Gesundheit zum Selbermachen.“) Der Erdmagnetismus polt sich angeblich alle 780.000 Jahre um. Das heißt, dass er sich permanent ändert. Die rücksichtslose und rasche Abholzung der Erde führt dazu, dass der Erdmagnetismus auch beeinflusst wird, weil mit jedem verlorenen Baum ein Teil der negativen Luftionisation verloren geht und ebenso auch etwas von der elektrischen Polarität auf der Erdoberfläche. Die feuchten Wälder als Lungen der Erde und als natürliche Barriere für extreme Winde verschwinden somit zu schnell, im Vergleich gegenüber einer extrem schnell wachsenden Erdbevölkerung.

Mit jedem gefällten Baum wächst somit ein Stück Wüste, die sich schwer wieder bepflanzen lässt. Ebenso fehlt ein weiteres Stück des elektrischen Feldes aus den Baumkronen. Das positive Ionenfeld der Ionosphäre drückt so immer mehr auf den geschwächten Magnetismus der Erdoberfläche. Der so wichtige Erdmagnetismus für die Gesunderhaltung aller Lebewesen wird durch die weltweit rapide Abholzung zu einer großen Gefahr. Die Umweltkatastrophen und Krankheiten werden folgen.

Experten sehen Verbindungen zur Naturkatastrophe auf den Philippinen von November 2013 im Zusammenhang mit den dortigen Abholzungen.

Am 22. November 2013 hat deshalb Russland drei Satelliten ins All geschickt, um die Veränderung des Erdmagnetfeldes, das permanent von der kosmischen Strahlung angegriffen wird, nachmessen zu können. Von einem gesunden Erdmagnetismus hängt sowohl unser Leben als auch unsere Gesundheit ab. Die weltweite Kommunikation durch Mikrowellen verstärkt eindeutig diesen negativen Einfluss auf der Erdoberfläche. Mikrowellen drehen und reiben Wassermoleküle, wodurch ein thermischer Vorgang entsteht. Das gilt auch bei Luftfeuchtigkeit für Meere und Gletscher, die sich rasant erwärmen. Auch der Mensch, der aus 70% Wasser besteht, wird davon nicht verschont, solange sein Handy Empfang hat.

Aus meinen verblüffenden Erfahrungen mit dem unsichtbaren Elektrosmog, den ich deutlich über das Messgerät gehört hatte, hatte ich einen neuen Grund zum Nachdenken. Also ließ ich einen Rutengänger kommen. Ich war fasziniert, wie schnell er im Schlafzimmer umherging, seine Wünschelrute sich dabei drehte und wie er währenddessen seine Diagnosen angab. Er war schnell wieder weg. Wir hätten niemals zuvor daran gedacht, dass ein wildfremder Mensch unser Schlafzimmer in kaum fünf Minuten durcheinander bringen kann. Wir sollten das Bett umstellen.

Am nächsten Tag stand der Termin in der Klinik für manuelle Therapie in Hamm für meine Frau und mich bevor. Dort sollte versucht werden, die Hüfte und unsere Wirbelsäulen zu prüfen und zu behandeln.

Sofort wurde festgestellt und von drei Ärzten bestätigt, dass die Hüfte sich in einem perfekten Zustand befand. Das Röntgenbild war nur überbelichtet und deshalb war kein Knorpel mehr zu sehen. Die Erklärung war schon damals eindeutig. Ich wusste, dass der Orthopäde und der Chirurg, der mir eine neue Hüfte einsetzen sollte, Jagdfreunde waren. Deshalb hatte er mir die Überweisung zu der Klinik für manuelle Therapie verweigert. Auf meine Frage nach einer Überweisung hatte er geantwortet: „*Zu den Scharlatanen schicke ich Sie nicht.*"

Wochen zuvor hatte er mir gesagt: „*Machen sie sich keine Gedanken, Sie sind kein Einzelfall. Es ist eine Zivilisationskrankheit.*" Diese idiotische Antwort war wenig tröstlich, hatte mich aber auf das Wort „Zivilisationskrankheit" aufmerksam gemacht. Kurz darauf sprach mich die alte Dame mit dem Elektrosmog an. Es gibt sicher keine besseren Zufälle, um einen kranken Elektrotechniker besser zum Nachdenken zu bringen.

Mein Hausarzt, zu dem ich großes Vertrauen hatte, hatte mir die Überweisung in die Klinik für manuelle Therapie gegeben. Der Fehler lag also nicht an der Hüfte selbst, sondern an einer Blockierung der Wirbelsäule im Nierenbereich. Die fachkundigen Ärzte der manuellen Therapie konnten es auf dem überbelichteten Bild sofort erkennen, auch den makellosen Knorpel. Auch ich, als nicht Fachkundiger, konnte die Ursache sehr deutlich sehen und nachvollziehen.

Der Arzt sagte, dass ich sicher problemlos und ohne Schmerzen Rad fahren könnte, die Probleme wohl nur im Stehen und beim Laufen hätte. Das stimmte so. Er erklärte mir, dass der eingeklemmte Nerv im Nierenbereich angeschwollen ist. Dieser Nerv wird durch die Hüfte bis zu den Füßen geführt. Wenn ich stehe oder laufe, wird der angeschwollene Nerv in der Hüfte eingeklemmt. Das ist die Ursache meiner Schmerzen. Nach zwei Jahren Leiden und vielen schlaflosen Nächten, war ich völlig davon überzeugt, dass eine neue Hüfte eingesetzt werden sollte.

Um mich davon zu vergewissern, dass es so nicht ist, spritzte mir der Arzt am nächsten Morgen etwas Traubenzucker an der entzündeten Stelle der Wirbelsäule ein. Er ordnete mir an, bis nach Hamm zu laufen, obwohl es im Normalfall in der Klinik nicht erlaubt ist. Ich lief die neun Kilometer nach Hamm und zurück und hatte absolut keine Schmerzen mehr. Am Tag zuvor waren schon wenige Meter die Ursache für starke Schmerzen.

Nach 38 Jahren habe ich mein Hüftgelenk immer noch, obwohl ich seitdem zigtausend Kilometer, inklusive Bergwanderungen, gelaufen bin. Angesichts der massenhaften Operationen an den Wirbelsäulen und Hüften, worüber die Medien immer häufiger berichten, ist davon auszugehen, dass oft nur finanzielle Interessen Grund für viele Operationen sind. Die Medienberichte häufen sich mittlerweile und bringen die Glaubwürdigkeit der Schulmedizin ins Wanken. Das macht Patienten zwar vorsichtig, der Vertrauensmangel ist wiederum nicht gut.

Auch Medikamente sind für die Bekämpfung der meisten Erkrankungen keine Dauerlösung. Mir wurde bewusst, dass meine Ernährung das beste Medikament selbst ist. Der Fleischkonsum war zu Hause weitgehend tabu, außer wenn Gäste zu Besuch waren. Der Kauf von Schweinefleisch ist wegen der Harn- und Fettsäuren, auch für Besucher, absolut tabu.

**Worin besteht der Unterschied zwischen unnötigen Operationen und Straßenkriminalität?**

Wenn ich solche Berichte in den Medien sehe, höre oder lese, stelle ich mir immer die Frage: „Welchen Unterschied gibt es zwischen einem Straßenräuber, der mir ein Messer zwischen die Rippen sticht und einem Arzt, der mir ein gesundes Gelenk herausoperiert, um an mein Geld zu kommen?"
„Warum geht der eine in den Knast und der andere darf weitermachen?"

Was ist das für ein System?

Was ist das für ein Gesetzgeber?

Wieso wird nach verschiedenen Maßstäben gemessen?

Warum wird der unnötige Messerstich eines Straßenräubers als kriminell bewertet und die absichtliche Entfernung eines gesunden Gelenkes, die ein Mensch lebenslänglich zum Krüppel macht, als ein kleiner Kunstfehler?

Liegt der Unterschied an dem Professor- oder Doktortitel?

Liegt es an den guten Geldumsätzen des Krankenhauses mit den Operationen?

Es kann nicht daran liegen, dass man ein Einverständnis unterschrieben und eine Anästhesie für den Messerstich bekommen hat. Es wird auch im Krankenhaus darauf geachtet, dass man nicht dabei verblutet, im Gegensatz zu dem Straßenräuber. Das wäre der einzige Vorteil. Es muss auch so sein, damit man längerfristig noch Geld am Patienten verdienen kann. Ärzte sind nicht dumm und wissen, wie man Geld macht. Der Patient ist als Konsumprodukt eine sichere Geldquelle, je länger er lebt. Es dürfte aber juristisch kein Unterschied zwischen den skrupellosen Handlungen mancher Schulmediziner und denen von Straßenräubern sein. Warum werden Ärzte geschützt, die mehrmals täglich solche Handlungen als eine selbstverständliche Routine betrachten, nur, weil das Krankenhaus Geld braucht und Betten belegen muss? Es sollte zumindest so sein, dass die ehrlichen und gewissenhaften Ärzte des Systems dafür sorgen, dass die Gewinnsüchtigen aus dem medizinischen Bereich eliminiert werden, um den edlen Ruf der Schulmedizin zu retten. Es sind zum Teil wahre Künstler innerhalb der Schulmedizin, die täglich unzählige Menschenleben retten. Viele Mediziner nutzen wiederum diesen Ruf als halbe Götter, im Glauben, dass niemand etwas über ihre miesen Tätigkeiten mitbekommt. Die Presse ist zwar aufmerksam, aber das Vertrauen in die Schulmedizin schwindet. Wo bleiben Moral und Ethik solcher Ärzte?

Bekannt ist auch durch die Presse, dass selbst gute und verantwortliche Krankenhausärzte unter Druck gesetzt werden, weil das Krankenhaus Einnahmen braucht. Die guten Ärzte lassen ihren Ruf von den wenigen gewissenlosen Kollegen und Verwaltungen kaputt machen, um ihren Job nicht zu verlieren. Sie gehören zum System und operieren auch was das Zeug hält. Krankenhäuser sind demnach gefährlich.

Das ist zugleich ein gefährliches Spiel, denn jeder Bürger der EU darf sich jetzt europaweit sein Krankenhaus aussuchen. Es muss natürlich mit der Krankenkasse abgeklärt werden. Wenn man bedenkt, wie viele Patienten sich bei unnötigen Operationen in deutschen Krankenhäusern infizieren und daran sterben, dagegen zum Beispiel in Holland solche Infektionen unbekannt sind, so sollte man sich sehr genau überlegen, wo man hingeht oder ob man schneller sterben möchte.

Spätestens, wenn ein Krankenhaus in den Zeitungen wirbt oder an die Börse will, muss die Frage erlaubt sein, ob es sich wirklich noch um ein Krankenhaus, oder um eine Fabrik bzw. profitgierige Geldanlage handelt.

Ein Techniker für medizinische Geräte erzählte mir von seinen Erfahrungen. Er war wegen eines defekten EKG-Gerätes angerufen worden. Als er feststellte, dass das Gerät in Ordnung war, sagte ihm die Arzthelferin, dass der Patient während der Messung gestorben sei. Ein Arzt hatte ihm schon damals im Vertrauen gesagt, dass seine größte Angst wäre, eines Tages bewusstlos in ein Krankenhaus eingeliefert zu werden.

## Geschäft ist Geschäft

Fakt ist, dass die meisten Hüft- und Knieprobleme an einem einfachen Beckenschiefstand liegen, der durch einen blockierten Wirbel im Lendenbereich entstanden ist. Das lässt sich zu Zweit, oft in weniger als einer Minute, beseitigen. Wie, erfahren Sie später noch in diesem Buch.

Nachfolgend finden Sie Beispiele von kritischen Presseberichten, die mich wütend machen, nicht für mich, sondern nur für diejenigen, die nicht das Glück wie ich hatten, die notwendigen Informationen im richtigen Moment zu bekommen. Was durch die Operation weg ist, ist für immer weg. Leider!

Presseartikel mit dem Titel wie:

„*Weltmeister bei Operationen, Zahl steigt unaufhörlich, die Zahl der Operationen ist seit 2005 um mehr als ein Viertel gestiegen.*“ oder „*Sitzt das Skalpell in Deutschland zu locker?*“, sind der Warnschuss, um einigen Ärzten möglichst aus dem Weg zu gehen.

Es gibt viele gute Ärzte in Deutschland. Sie sind für den Laien kaum zu unterscheiden und voneinander zu trennen, weil fast alle versuchen, mittlerweile Sonderleistungen zu verkaufen. Das riecht immer schlecht, sehr schlecht! So war es das letzte Mal beim Augenarzt nach einem Fahrradunfall. Ich lehne zwar grundsätzlich die Sonderleistungen ab, aber das Vertrauen in den Arzt ist nun auch hinüber. Die „Verkaufsgespräche“ vieler Ärzte gehören nicht in eine medizinische Praxis, sondern auf Kaffeefahrt. Kritische Presseartikel sind immer eine Mahnung, die jeder beherzigen sollte, bevor er etwas in einem deutschen Krankenhaus unterschreibt. Niemand sollte vergessen, dass seit 2013 jeder die Möglichkeit hat, sich in einem anderen Land der Europäischen Union behandeln zu lassen. Vor einer gravierenden Operation an Gelenken und mehr ist es daher zu empfehlen, sich auch im Ausland Rat zu holen. Sie sind insgesamt mehr auf Hilfe ausgerichtet als auf Geldumsätze, wie es in Deutschland der Fall ist. Die Ärzte der umliegenden Länder Deutschlands, teilweise auch bis Spanien, sprechen Deutsch. Ärzte aus den Niederlanden, aus Österreich, dem Elsass, der Schweiz,

Dänemark, Polen usw. sind fit in der deutschen Sprache und sind näher am Menschen. Man muss sich also nicht mehr freiwillig zerstückeln und um seine Gesundheit betrügen lassen, nur damit der Doktor sich einen neuen Porsche leisten kann.

Die Organtransplantationsskandale sind ein weiterer Hinweis auf das, was in der Schulmedizin geschieht. Wissen wir bei weitem nicht alles? Der deutsche Bürger verliert immer mehr das Vertrauen in die Schulmedizin, insbesondere in die Krankenhäuser. Kaum jemand ist noch bereit, seine Organe zu spenden, allein aus Furcht, dass sie nicht korrekt weiterverwendet werden. Das ist eine moralische und gerechte Einstellung der Spender. Ich habe selbst und aus einem ähnlichen Grund schon vor Jahren meinen Spenderausweis zurückgezogen. Der Grund dafür war, dass ein Mensch in Wiesbaden jeden Morgen vor dem Frühstück joggen ging. An diesem Morgen kam er nicht zurück, um mit seiner Frau zu frühstücken. Man fand ihn drei Tage später sitzend auf der Bank in einer Parkanlage. Es fehlte ihm eine Niere. Die Operation war laut Nachrichten absolut fachmännisch und korrekt verlaufen. Wer kannte seine Niere, seine Blutgruppe, welche Ärzte haben ihn operiert- und für welchen großen Geldspender war die Niere überhaupt gedacht?

Ein verstorbener Freund hat als Architekt viele Geschäfte in der Türkei abgewickelt. Einer der türkischen Geschäftsleute sagte ihm sinngemäß: „*Wenn einer von uns eine Niere braucht, die sich in Deutschland befindet, dann zahlen wir 10.000 D-Mark dafür, und bekommen die Niere.*“ „*Eine Niere aus Deutschland kostet 10.000 D-Mark.*“ wiederholte er. Mein Freund wusste, dass diese klare und beängstigende Aussage absolut glaubwürdig war. Wer war in Deutschland informiert und wer war für die Operation am „richtigen“ Menschen verantwortlich? Welches Krankenhaus und wer hat das Ganze gemanagt?

Den Schaden haben letztendlich nur diejenigen, die auf ein Organ warten und um ihr Leben bangen müssen. Der stetig wachsende Vertrauensverlust in der Schulmedizin nach dem Transplantationsskandal erhöht damit ungemein die Verantwortung einiger unverantwortlichen Krankenhausärzte, die sich einen solchen Betrug leisten. Sie gehören einfach, demonstrativ und schnell in den Knast, damit der Ruf der Schulmedizin und der guten Ärzte noch rechtzeitig gerettet werden kann. Was nützt da eine Bewährungsstrafe? Ein Berufsverbot wäre das Richtige.

Am 2. September 2009 erschien in der FAZ „Frankfurter Allgemeine Zeitung“ ein erschreckender Artikel von Andreas M. über Zustand und Kungeleien in der Schulmedizin.

„DER PATIENT ALS WARE“ von Andreas M. macht nach seinen akribischen Recherchen deutlich, dass Korruption zwischen Ärzten und Krankenhäusern vermutlich an der Tagesordnung ist. Er erwähnt auch, dass die Gerichte informiert sind und solche Praktiken als sittenwidrig gebrandmarkt haben. Er berichtet auch von einer „Kommerzialisierung der Schulmedizin.“

Weiterhin nennt er folgenden Satz: *„Es gibt viele Verwertungsmöglichkeiten des Patienten entlang seines Versorgungspfads.“*

Andreas M. stellt auch fest, dass das Strafgesetzbuch bei Pflichtwidrigkeit eines Arztes gegenüber seinen Patienten eine Freiheitsstrafe von drei Monaten bis zu fünf Jahren vorsieht.

### Die manuelle Therapie in Hamm

Mein betreuender Arzt in der Klinik für manuelle Therapie stammte aus Rumänien. Er war als Sportarzt mit der rumänischen Mannschaft zu den Olympischen Spielen nach München gekommen und anschließend in Deutschland geblieben. Er war ein sehr guter Spezialist, dazu einfach und nah am Menschen. In der Klinik gab es kein Skalpell. Dort wird nicht operiert, sondern nach anderen Maßstäben im natürlichen Sinn behandelt.

Eines Tages stand der Arzt im Flur und sah ziemlich aufgeregt, wie ein neuer Patient in einem Krankenhausbett zu seinem Zimmer geschoben wurde. Als ich den sehr friedlichen Arzt fragte, weshalb er so aufgeregt sei, antwortete er: *„Schauen Sie, er ist keine 25 Jahre alt und herkömmliche Ärzte haben ihn schon fünf Mal am Knie* *operiert und Kasse gemacht. Da die Operationen fehlgeschlagen sind, schicken sie ihn zu uns. Wenn es uns aber nicht gelingt, ihn wieder fit zu bekommen, dann werden uns gerade die Ärzte, die ihn kaputt operiert haben, die Schuld in die Schuhe schieben. Das ist immer so, deshalb bin ich sauer!*"

Wir hatten einen guten Kontakt während meines 3-wöchigen Aufenthaltes aufgebaut. Er hatte mehrmals meine Wirbelsäule mit Traubenzucker sklerosiert (kleine Spritzen entlang der Wirbelsäule), damit sich eine neue Spannung aufbaut. Traubenzucker verursacht eine künstliche Spannung der Muskulatur. Damit sollte eine Hypermobilität vermieden werden, sodass sich gleichzeitig eine neue Stabilität aufbauen konnte. Er hat während des Aufenthalts mehrmals meine lädierte Wirbelsäule aus der jahrelangen Belastung durch Elektrosmog deblockiert. Mir fiel bei den Deblockierungen auf, dass er meine Wirbel zwar berührte, aber nur die Muskulatur seitlich der einzelnen Wirbel drückte, um die Wirbel wieder zueinander zu bringen. Er verwendete also eine Art von entschiedener und ruckartiger Akupressur auf der Muskulatur, um die Wirbelsäule zu richten. Die Wirbelsäule selbst sah er nur als Indikator von Blockaden. Seine Methoden waren also völlig gefahrlos. Die herkömmlichen Orthopäden arbeiteten damals wie heute noch völlig anders.

Ich hatte die Geschichte mit dem Rutengänger von vor zwei Tagen nicht vergessen und nutzte den Tag in Hamm, um mir Lektüren zum Thema Wünschelruten und Erdstrahlen zu besorgen. Ich war davon überzeugt, dass der Rutengänger nicht von einem fremden Planeten kam, und dass ich das auch konnte, was er konnte. Ich fand unter anderem das Buch von Köhnlechner: „Man stirbt nicht im August."

Darin war Dr. med. Hartmann aus Eberbach am Neckar mit seinen faszinierenden Entdeckungen erwähnt, bezogen auf Krankheitsursachen und Krebs durch Erdstrahlen. Seine Kongresse waren auch genannt. Vielleicht werde ich eines Tages hinfahren, um mehr zu erfahren und um eine Genesung zu beschleunigen, dachte ich mir. Nach meiner Rückkehr aus Hamm ging es mir ein ganzes Stück besser. Es war noch nicht perfekt, aber wenn man über Jahre hinweg seinen Körper mit Elektrosmog und mit Erdstrahlen Nacht für Nacht im Schlafzimmer kaputtgemacht hat, kann man nicht erwarten, dass er sich in wenigen Wochen wieder regeneriert. Das kann Jahre dauern.

Sofort nach unserer Rückkehr nach Hause rief ich die Sekretärin von Dr. Hartmann an, um zu erfahren, ob es bald Kongresse gibt. Sie antwortete mir: „*Es gibt bald einen Kongress. Er ist aber nur für Ärzte und Heilpraktiker...*“ und fragte mich zögernd dazu: „*Oder sind Sie Arzt?*“ Aus meiner Notlage und Neugierde heraus antwortete ich mit „*Ja.*“

## Ärzte-Kongress über Erdstrahlen und Krebs

In Eberbach angekommen, saß ich zwischen ca. 200 Ärzten und Heilpraktikern aus dem gesamten deutschsprachigen Raum, wie auch aus der Schweiz, Österreich, den Niederlanden, dem Elsass und mehr. Dr. med. Ernst Hartmann und Dr. med. Dieter Aschoff standen beide auf der Bühne, um das Publikum zu begrüßen. Dr. Hartmann sagte sofort nach seiner Begrüßung: „*Wie wir hier alle wissen, gibt es keinen Krebs ohne Wasserader.*“ Niemand im Saal muckte sich oder sagte etwas zu dieser Aussage. Es war also selbstverständlich. Für mich war es ein brutaler Einstieg in eine neue Wissenschaft. In dem Moment dachte ich aber: „*Wo bin ich denn jetzt gelandet? Habe ich die lange Fahrt gemacht, um mir einen solchen Schwachsinn anzuhören?*“ Dann drehte ich den Kopf vorsichtig um, um mir die Leute anzuschauen und dachte schließlich: „*Na ja, sie sehen wirklich nicht dumm aus.*“

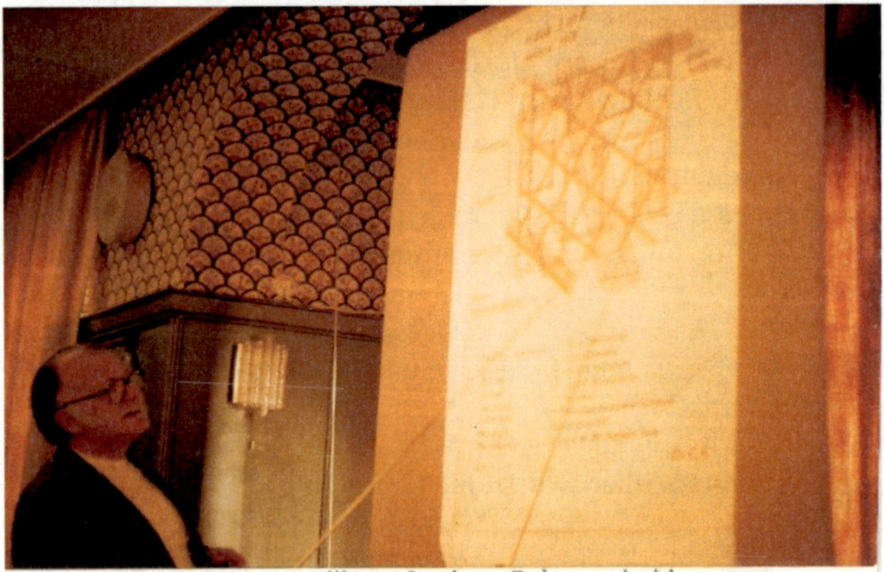

Dr.med.E.Hartmann während einer Dokumentation von Krankheitsauslösende Bodenreize. (Seminar für Ärzte und Heilpraktiker von 19.November 1983).

*Dr. med. Hartmann dokumentiert hier die primäre Ursache der Krebserkrankungen vor ca. 200 ausgezeichneten Ärzten und Therapeuten aus verschiedenen Ländern Europas.*
*Er beschreibt auch hier, im Haus einer bekannten Familie, seine Erfahrungen über den Einfluss des natürlichen Hartmann-Gitters und Wasseradern auf den Gesundheitszustand der Familie.*

Abb. K

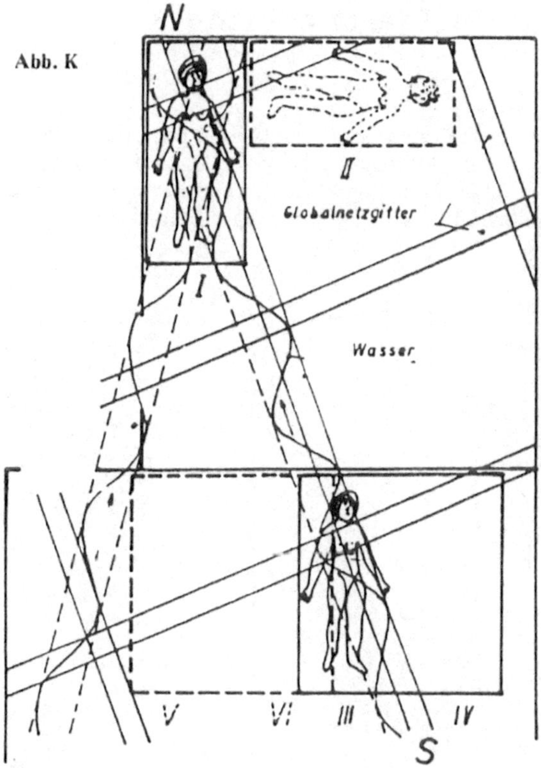


Haus B. in E.

5.6.1981

Frl. S. B. (20)

Schlafplatz I ab 1.4 1981
Vom 2.4. 1981 bis 5.6. 1981
nur krank, Fieber,
Gesichtsschwellungen,
Halsschmerzen,
Übelkeit, Schwindel,
leistungsunfähig
Schlafplatz II ab 5.6.1981
sofortige Beschwerdefreiheit.

Frau M.B.

Schlafplatz III ab 1.4.1981
Kurz danach Magenschmerzen, Gewichtsverlust, blaß.
Aspekt wie Magen-Ca.
22.8.1981 Schlafplatz V
26.8.1981 gut durchblutet, keine Beschwerden.

Herr K. B.

Schlafplatz IV ab 1.4.1981
Kreislaufstörungen, Kopfschmerzen, Schlafstörungen.
22.8.1981 Schlafplatz VI

Aus: Hartmann, Ernst, Über Konstitutionen Yin Yang und Reaktionstypen, Bd. 1, 1985, Geobionic Verlag, Waldbrunn

# Fälle aus der geobiologischen Praxis
## von Dr. Ernst Hartmann

Fall 1: Fam. R in E.

Die 13-jährige R. litt seit Jahren unter einer schweren spastischen Bronchitis. Die Untersuchung des Schlafplatzes ergab eine Globalgitternetzkreuzung mitten auf der Brust des Mädchens und eine unterirdische Wasserader im Bereich der gleichen Kreuzung. Vom Augenblick der Bettumstellung war das Mädchen gesund.

*Fam. R. in E. Januar 1978* **Abb. J**

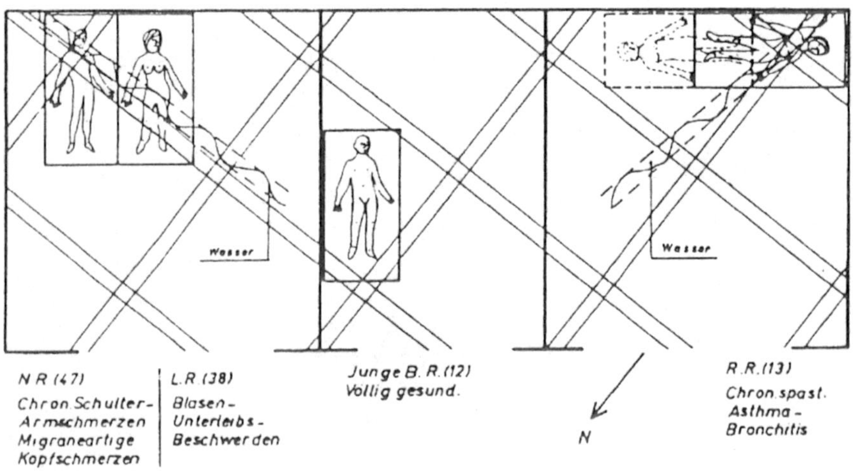


Fall 2: Haus B in E.

Die 20-jährige Tochter der Familie B. kam in die Sprechstunde von Dr. Hartmann wegen Hals- und Kopfschmerzen. Die Krankheitssymptome wurden so stark, daß Frl. B. bettlägerig wurde. Fieber, Gesichtsschwellungen, Halsschmerzen, Übelkeit und Schwindel machten sie leistungsunfähig. Die Untersuchung des Schlafplatzes gestaltete sich schwierig, es existierten sehr viele Haupt- und Nebenstreifen. Das Bett wurde jedoch umgestellt und die junge Dame war schon am nächsten Tag beschwerdefrei.

Die Mutter von Frl. B. erkrankte ebenfalls zeitgleich mit ihrer Tochter nach Bezug des neuen Hauses. Ständige Magenschmerzen und Gewichtsverlust machten ihr zu schaffen. Sie war von einem Globalgitternetz im Brust- und Magenbereich getroffen. Zusätzlich wurde Spaltenwasser in Süd-Nord-Richtung geortet. Eine Bettumstellung löste die Gesundheitsprobleme auch der Mutter.

Das Wochenende und die vielen Erfahrungen, wie zum Beispiel über den „elektrischen Bluttest von Aschoff,“ die „Hautwiderstandsmessungen nach Hartmann“ und vieles mehr waren einfach faszinierend. Für mich öffnete sich eine völlig neue Welt über die physikalischen Ursachen der meisten Erkrankungen, die ich mit meinen elektrotechnischen Kenntnissen sehr gut nachvollziehen konnte. *Nur* genetisch bedingt, *nur* chemisch und pharmazeutisch etwas heilen zu wollen, war für mich von da an nicht mehr plausibel. Ab jetzt verstärkte sich meine technische Denkweise: Ursachen beseitigen, damit die Probleme von alleine verschwinden. Es sollte für die Gesundheit genauso sein wie für einen Techniker, der ein Gerät repariert. Das war mehr als logisch, das war sogar sehr überzeugend. Das Wochenende in Eberbach sollte mein Leben grundsätzlich und bis zum heutigen Tag verändern. Ich wurde Mitglied in dem Forschungskreis von Dr. med. Hartmann. Es wurden sehr viele Experimente und Recherchen gemacht, auch mit Unterstützung von einigen Fachleuten der renommierten *Technischen Universität in München.*

Dr. med. Hartmann, Physiker wie Prof. Herbert König, Prof. Betz, Dr. med. Rothdach, Dr. med. Aschoff, Dr. Varga aus Heidelberg, Prof. Hoffmann, Wilma Catrin und viele mehr haben die Seminare und Kongresse über Jahre wissenschaftlich begleitet. Sie waren die „Creme de la Creme“ unter den Wissenschaftlern in Sachen medizinische und physikalische Ereignisse. Sie haben nie irgendwelche unsinnigen Theorien aufgestellt und erzählt, sondern sie immer messtechnisch bewiesen.

Alle wussten sehr genau, woher Krebs entsteht. Krebs ist Physik. Krebs entsteht nur durch langsame Neutronen, ob aus der Erde oder neuerdings auch durch Kunststoffe. An den krankmachenden Stellen fehlt immer der Erdmagnetismus, besonders bei Krebs. Inzwischen sind leider viele dieser Forscher nicht mehr auf dieser Welt, aber ihre Forschungsergebnisse stehen unanfechtbar festgeschrieben. Sie werden eines Tages durchsickern müssen, weil die Demografie zu langsam gegenüber der wachsenden Invalidität und verfrühten Sterbefälle durch Krankheiten, wie Krebs wächst.

Diese Schere wird nicht allzu lange erlauben, dass die Schulmedizin so einfach mit Menschen umgeht wie bisher.

**Was sind die Ursachen der meisten Erkrankungen?**

Der ungestörte Erdmagnetismus um durchschnittlich 0,5 Gauß über den gesamten Schlafplatz ist während der Nacht extrem wichtig für die Regeneration und für die Gesundheit eines Körpers. Die erfahrenen Wissenschaftler in Eberbach wussten das.

Das Phänomen, wodurch dieser gesunde Erdmagnetismus gestört oder völlig vernichtet wird, wird im Volksmund „*Erdstrahlen*“ genannt und belächelt. Das Phänomen ist unsichtbar und wird deshalb bezweifelt, weil der Mensch nur an das glaubt, was er sieht. Diese Denkweise ist eine Falle der Natur, als Test für Intelligenz oder Dummheit. Wenn die Krankheit aber deswegen da ist, dann gibt es nicht mehr viel zu belächeln.

Die unsichtbaren Störungen reichen von chronischen Erkrankungen bis hin zu Krebs. Man sollte also das Thema besser ernst nehmen, ehe es zu spät ist. Solchen kosmischen Störungen kann man nur ausweichen. Anders geht es also nicht, als das Bett an eine andere Stelle zu schieben.

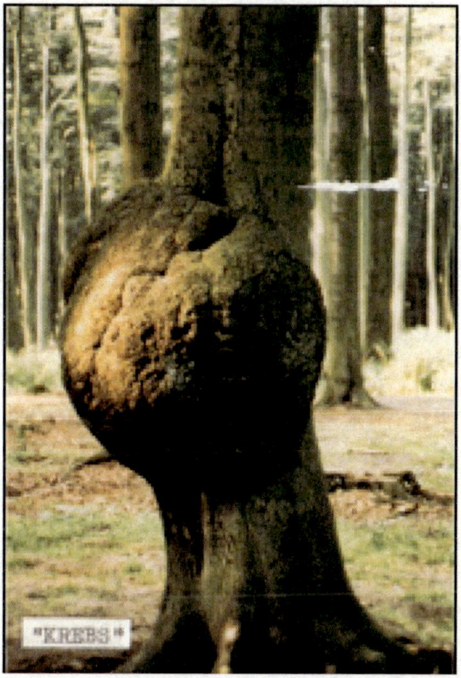


Dieser Baum steht auf einer Kreuzung von drei Wasseradern von verschiedenen Tiefen und verschiedenen Intensitäten. Das ist eine wichtige Bedingung für den Blitzeinschlag, aber auch für die Entstehung von Krebs. Dieser Baum erfüllt beide Bedingungen. Der Blitz ist mehrmals eingeschlagen, wie man direkt am Baum oberhalb des Krebses sehen kann. Die Verbrennungen aus den Blitzeinschlägen haben ihre Spur hinterlassen, wie auch unterhalb des Krebses noch zu sehen ist. Mit den Jahren ist aber der Krebs zwischen den Blitzeinschlägen stark gewachsen, sodass der Platz zwischen Baum und Krebs zu klein geworden ist. Der Blitz „möchte" aber auf jeden Fall zur Erde hineinschlagen. Ein Teil des Blitzes geht durch das verbliebene Loch am Baum entlang und die Überdosis des Blitzeinschlages nimmt sich den Weg über den Krebs zur Erde. Die Blitzverbrennungen sind deutlich auf dem Krebsgeschwür zu sehen. Zwischen Krebs und Baum ist das Loch noch völlig frei, reicht aber nicht mehr aus, um sehr starke Blitzeinschläge abzufangen.

Unweit von dem „Krebsbaum“ befindet sich eine seltsame Baumreihe auf einem Grundstück, die neugierig macht. Es ist ein seltsamer Zufall, dass in diesem Fall der genaue Verlauf von Untergrundstörungen an den Bäumen zu erkennen ist. Man kann hier beobachten, dass der letzte Baum auf dem Bild noch ziemlich geradesteht und wenig gestört ist. Er muss also nicht ausweichen. Dann sieht man, wie der dritte Baum sich zu drehen beginnt, der vierte und fünfte ebenso. Der erste Baum im Bild neigt sich stark und dreht sich ebenso, um der Untergrundstörung ausweichen zu können. Es bedeutet also, dass eine starke unterirdische Wasserader hinten im Bild auf dem Grundstück aus dem Straßenbereich ankommt, an den Bäumen vorbeischleift, die von der Fließrichtung der Wasserader mitgenommen werden und sich dabei drehen. Der letzte Baum der Reihe, den wir als ersten auf dem Bild sehen, erlebt in seinem Bereich die Kurve der Wasserader nach links und weicht ihrer seitlichen Strahlung aus, um sein Leben zu retten.

Man muss wissen, dass eine Wasserader aus sieben aggressiven Ausstrahlungen auf der Erdoberfläche besteht. Nur die mittlere Ausstrahlung ist wasserführend. Die anderen, die wie ein Trichter auf der Erdoberfläche austreten, werden von Rutengängern als Ankündigungszonen erkannt. Sie werden in der Physik als „*Spektroiden*“ bezeichnet. Der erste Baum im Bild weicht also der schrägen Linkskurve einer Spektroide aus, deshalb neigt er sich, um sie vorbeizulassen, damit seine Gesundheit nicht akut gefährdet ist. So kann man die Natur besser beobachten und Information von ober- und unterirdischen Störungen über das Verhalten von Pflanzen und Bäumen verstehen. Pflanzen und Bäume erkranken auch an Erdstrahlen, wenn sie beim Wachsen sehr breit werden und dabei ein Teil ihrer Breite in eine gestörte Zone gerät.

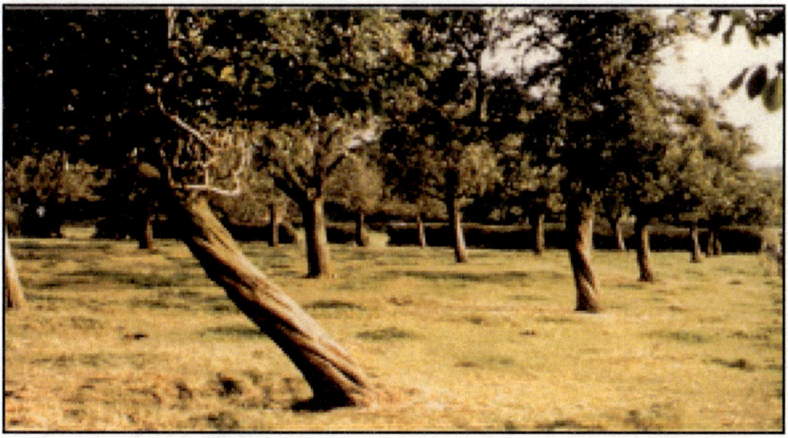

Viele Menschen bauen sich ihr Haus genau auf solchen Störungen und stellen sogar ihr Bett darauf. Na dann gute Nacht! Ich hoffe sehr, dass jetzt einige Leser nachdenken werden. Ansonsten kann es auch eine soziale Einstellung sein, weiterhin zu versuchen, auf solchen gestörten Stellen schlafen zu wollen.

Im nachfolgenden Bild sieht man die Spektroiden-Strahlung von einer unterirdischen Wasserader. Die Strahlen setzen sich so unendlich fort und nehmen mit der Höhe an Intensität zu. In 9000 Meter Höhe, sind sie um das 8-fache stärker als am Boden. Diese Strahlung durchdringt alles, auch hundert Betondecken, wie in das Empire State Building in New York. Sie kann nicht abgeschirmt werden.

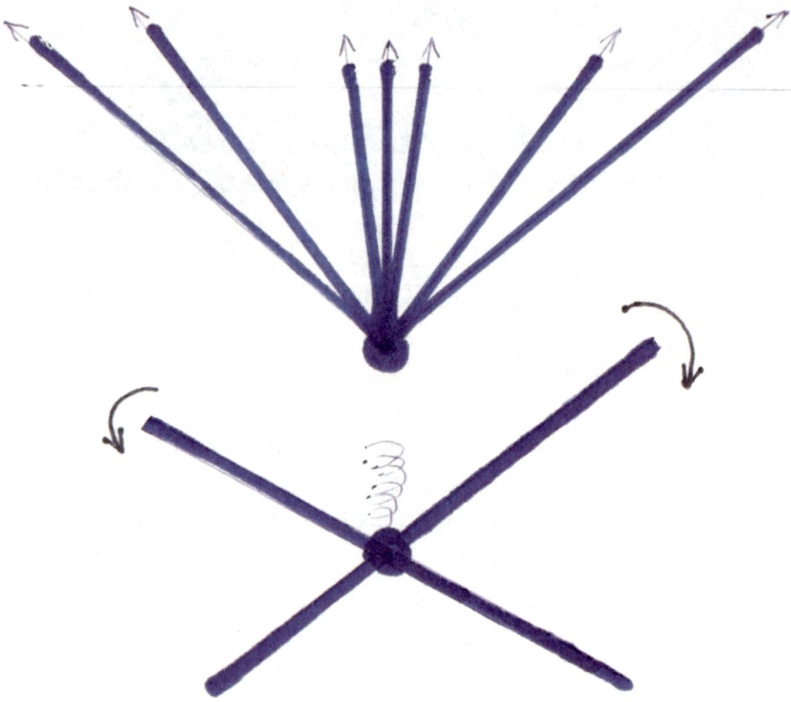

Hier sieht man das Schema einer gebündelten Strahlung aus der Kreuzung von zwei unterirdischen Wasseradern.
Die schwarzen Pfeile zeigen die molekulare Drehung der jeweiligen Wasserader, hier eine links- und die andere rechtsdrehend polarisiert. Daraus entsteht immer eine linksdrehende Polarität auf der Erdoberfläche. Das sind die sogenannten „*Krebspunkte*". Je nach Intensität und aus welcher Tiefe die Störungen kommen, entsteht ein mehr oder weniger gefährlicher Krebspunkt. Der Blitz schlägt gerne ein, wo sich drei Wasseradern in verschiedenen Höhen und Tiefen, kreuzen.
Besonders während der Nacht sollte das Bett von solchen gestörten Stellen verschoben werden, weil der Erdmagnetismus vernichtet,

und durch eine Neutronenstrahlung ersetzt wird. Der Schlafplatz bestimmt über Gesundheit oder Krankheit, wie auch über die Lebensdauer eines Menschen. Der Liegetest gibt Auskunft über die Schlafplatzqualität.

Dieser ist für sensible Menschen auch tagsüber am Arbeitsplatz spürbar. Ein bewegungsloser Sitztest von einer Viertelstunde, kann helfen, die Ursachen von Beschwerden zu erkennen. Oftmals reicht es für das Wohlbefinden, den Arbeitsstuhl um wenige Zentimeter zu verschieben.

FORSCHUNGSKREIS
für
GEOBIOLOGIE E.V.
Geschäftsstelle
Adlerweg 1
6935 Waldbrunn-WK
Tel.: 06274 - 6868

Waldbrunn.den 22.9.89

Herrn
G.Laforge

4405 Nottuln

Betr.: Ihre Schreiben vom 25.8.89

Sehr geehrter Herr Laforge

Wie Sie mitteilen, leidet Ihre radiästhetische, geobiologische und baubiologische Tätigkeit in Ihrer Gegend darunter, daß von vielen Seiten von selbsternannten "sogenannten Geobiologischen Beratern" mit Unkenntnis lukrative Geschäfte gemacht werden.
Wir wissen, daß dadurch leider viele Ärzte dem Problem Geobiologie, d.h. den ortsgebundenen Krankheiten mißtrauisch gegenüber stehen und die segensreiche Mitarbeit eines geobiologischen Beraters nicht mehr in Anspruch nehmen.
Geben Sie bitte deswegen nicht auf, denn ich muß Ihnen nach über 40jähriger Beschäftigung mit dem Problem Radiästhesie und Geobiologie erneut eindringlich sagen, daß die Ortsabhängigkeit besonders groß ist, und daß wir heute auch biophysikalisch nachweisen können, daß Ortsfaktoren eine erhebliche Rolle spielen. Als Arzt mußte ich immer wieder erleben, daß ohne Bettplatzwechsel bestimmte chronische Krankheiten nicht zu heilen waren.Gerade unsere neueste Forschung mit neuen Methoden zeigt, daß innerhalb eines Meters schon Reize, die den Körper ungünstig beeinflußen, nicht mehr vorhanden sind. Wer dies alles weiß, darf die Mitfaktoren nicht vernachlässigen. Der Forschungskreis für Geobiologie e.V. bemüht sich seit Jahrzehnten, Menschen mit diesem Problem vertraut zu machen und lehrt sie sowohl subjektiv als auch meßtechnisch entsprechende pathogene Strukturen, die über unterirdischem Wasser, Spalten, Verwerfungen usw. erzeugt werden, aufzuspüren und zu lokalisieren.
Da ich Sie persönlich näher kenne, weiß ich , daß Sie viele Kurse und Seminare besucht haben und auch immer wieder zur Fortbildung kommen und auch die subjektiven und meßtechnischen Voraussetzungen mitbringen als geo- und baubiologischer Berater tätig zu sein.
Ich empfehle Ihnen weiterhin die Zusammenarbeit mit Ärzten zu suchen, da ja diese wenig Zeit haben, sich vor Ort mit dem Problem zu befassen. Diese Zusammenarbeit ist, soweit mir bekannt, vielerorts sehr erfolgreich für Ärzte, Rutengänger und Patient.
Leider kann der Forschungskreis gegen unseriöse Geschäftemacher nichts unternehmen. Wir können nur durch saubere Forschungsarbeit überzeugen und uns bemühen seriöse Rutengänger, Geo- und Baubiologen auszubilden, die jedoch , da wir ja nur eine private, ehrenamtliche Tätigkeit ausüben und keine Rechte auf eine evtl. Berufsbezeichnung haben, in eigener Verantwortung arbeiten.

Mit freundlichen Grüßen

Dr.med.Hartmann
1.Vorsitzender

Für diejenigen, die ein Problem mit Erdstrahlen haben, habe ich das folgende Kapitel verfasst. Es lohnt sich darüber nachzudenken. Menschen, die es abtun mit: *„Ich glaube nicht daran.“*, welches übersetzt bedeutet: *„Ich habe absolut keine Ahnung, bin zu faul um mich damit zu befassen, will aber trotzdem mitreden.“*, haben eine Art von destruktiver Einstellung zur Natur, die allenfalls ein gravierendes Defizit ihrer geistigen Flexibilität beweist.

## Der unsichtbare Mensch und der verhängnisvolle Irrtum

### *1. Der unsichtbare Mensch – Die göttliche Ebene*

Die Schöpfungsenergie von einem unendlichen Universum, mit den sehr präzisen Rhythmen der gesamten Natur, ist rätselhaft und nicht sichtbar.

Die natürliche Radioaktivität, die magnetischen Energien und alle Formen an elektromagnetischen Wellen, wodurch die Galaxien und Planeten mit unvorstellbaren Geschwindigkeiten in ihrer Ordnung und Laufbahn exakt berechenbar bleiben, bestimmen das Leben auf Erden. Diese Wellen sind im Gesamtkosmos vorhanden und schenken uns das Leben, denn ohne Elektrizität und ohne Erdmagnetismus gibt es kein Leben. Unsere Mutter Erde besteht aus 70% Wasser, Mineralien und Metallen. Das Wasser ist eine der wichtigen Voraussetzungen, um das Leben auf Erden zu ermöglichen. Wasser und elektromagnetische Wellen aus dem Kosmos vertragen sich zwar nicht gut, aber sie bilden den Erdmagnetismus, wodurch das Leben letztendlich entsteht.

## *2. Der unsichtbare Mensch – Die Seele eines Menschen*

Träume, Intuitionen, plötzliche Einfälle und die sogenannten „Zufälle", die einem zufallen, sind die primären Bausteine, wodurch Leben und Werdegang eines Menschen polarisiert, bestimmt und permanent aktualisiert werden. Diese Informationen aus einer göttlichen Ebene kommen für jeden Menschen nach und nach, wie die Progression seines Lebens, seiner Reife und seines Älterwerdens. Diese unsichtbaren Eingebungen bekommt er immer passend zu seinen aktuellen Aufgaben und innerhalb der Gesellschaft, zu der er in dem Moment gehört. In dieser spirituellen Welt, von der jeder abhängt, gibt es keine Zufälle.

Die Seele ist unsterblich. Sie hat die Eltern, den Aufgaben entsprechend, vorbestimmt, auch den Geburtsmoment und Geburtsort. Sie weiß alles über ein gesamtes Leben und dessen Verlauf. Sie toleriert aber nicht, dass der Verstand ihren vorgesehenen Kurs ändert. Der Verstand gilt nur für die Realisierung von vorgesehen Aufgaben. Die Seele gibt auch Auskunft über das, was ein Mensch braucht oder nicht. Man muss sie nur fragen. Dafür gibt es das Phänomen der „*Kinesiologie*", auch als „*kinesiologischer Muskeltest*" bekannt. Mit diesem Test kann man die Seele fragen, ob sie mit etwas einverstanden ist oder nicht. Dann verstärkt sie die Muskelkraft oder verweigert sie völlig. Diese Fähigkeit kann von jedem Menschen genutzt werden, solange er lebt. So kann er seine Gesundheit schützen und seiner Bestimmung nachgehen.

Und genau damit kann er auch sekundenschnell erfahren, ob sein Schlafplatz gesund ist oder nicht. Denken ist Materie. Siehe hierzu meine Bücher.

### *3. Der unsichtbare Mensch – Der Geist,*

welcher die Informationen der Seele aufnimmt und je nach Intelligenz verarbeitet und umsetzt, ist ebenso unsichtbar, wie die Seele, von der er abhängig ist.

Das menschliche Gehirn und seine zwei Hemisphären werden im Laufe des Lebens je nach Bedarf auf die ständig neuen Informationen und Anforderungen trainiert. Diese permanenten Veränderungen erfordern, dass der Mensch sein Leben lang lernen und sich anpassen muss. Dafür entwickelt er unbewusst Wahrnehmungen oder Ignoranz, Emotionen und Gleichgültigkeit, Denken und Überlegen, Ideen und Kreativität, Gedächtnis und Wissen, soziale oder asoziale Gefühle, Ehrgeiz und Geschicklichkeit, Anziehungskraft oder Widerstand, Verstand oder Dummheit. Das sind die persönlichen und unsichtbaren Fähigkeiten, die einen Mensch ausmachen.

### *4. Der sichtbare Mensch – Der Körper*

ist zum ausführenden Roboter der geistigen Gedanken und Befehle bestimmt, um die laufenden und vorbestimmten Aufgaben eines Menschen auf Erden zu realisieren. Er besteht aus 70% Wasser, Mineralien und Metallen, genau wie Mutter Erde selbst.

Alle Lebewesen sind durch den örtlichen Erdmagnetismus permanent in Resonanz mit Mutter Erde, mit ihrem Wasser, ihren Mineralien und Metallen. Lebewesen brauchen den ungestörten Erdmagnetismus von ca. um 0,5 Gauß, um gesund bleiben zu können, besonders am Schlafplatz. So erholt sich der Körper störungsfrei. Dort wo der Erdmagnetismus gestört ist, wird der Körper ebenso gestört und krank. An einem solchen Platz findet er keine Ruhe und keine Regeneration. Der Körper ist das Werkzeug eines Menschen und zugleich sein einziger sichtbarer Teil.

Für Fachkundige gibt er eine sichtbare Auskunft über seine Veranlagungen, sowohl psychisch als auch körperlich, ebenso über seinen Gesundheitszustand. Er zeigt an allen seinen Formen und Falten die Wissenschaft der Phrenologie, auch die der Pathophysiognomik und der Psychophysiognomik. Er verrät außerdem Gefühle, wie Freude und Trauer, deutlich sichtbar durch Gesichtsveränderungen und Tränen. Sein reeller Kraftstoff besteht aus einer gesunden Ernährung biologischer Herkunft.

Der eigene Körper ist das einzige biologische Produkt, das ein Mensch wirklich aber nur bedingt besitzt. Verantwortungsbewusstsein und eine geistige Vorgabe für einen intelligenten Umgang mit dem eigenen Körper können sowohl Ästhetik, Lebensqualität und Gesundheit, als auch Schicksal und Lebensdauer bestimmen. Dafür muss das Blut immer magnetisch sein, denn elektrisches Blut ist krank. Das wird wiederum von Schlafplatz und Ernährung bestimmt.

### *5. Der unsichtbare Mensch – Die bestimmenden Fähigkeiten des Körpers sind unsichtbar*

Es sind Gerüche und Riechen, Sehkraft und Sicht, Lesen und Verstehen, Schmecken und Geschmack, Geräusche und Hören, Verführung und Schwäche, Liebe und Gefühle, Gehirnbefehle als vollautomatische Steuerung der Muskulatur und Körperteile, Hunger und Sättigung, Sprechen und Zuhören, Empfindung von Kälte und Wärme.

Die Gehirn- Hemisphären speichern rückwirkend Erkenntnisse und Erfahrungen, die für die Zukunft im Gedächtnis gespeichert werden. Um sich verständlich zu machen, werden hörbare Schallwellen von den Stimmbändern des Körpers produziert. Er verweigert außerdem den Schlaf auf gestörten Schlafplätzen und wird dadurch auf Dauer krank. All das ist unsichtbar.

Diese Eigenschaften, Erfahrungen zu speichern und sich verständlich zu machen, gelten in unterschiedlicher Weise, für alle Lebewesen. Sie bestimmen den weiteren Fortschritt jedes Einzelnen. Diese Eigenschaften werden bald zu einer routinierten Vermittlung der Gehirnbefehle für entsprechende Reaktionen des Körpers. Die Ergebnisse drücken sich bei Mensch und Tier aus:

entweder durch die Qualität der körperlichen Umsetzung in Form von Arbeiten und Tätigkeiten oder als Ausdrucksqualität aus der Körpersprache. Sie vermitteln eine positive Aura.
Pflanzen und Bäume verändern ebenso ihre Aura. Ihre Gedanken, uralten Erinnerungen und Ängste können nur mit galvanischen Lügendetektoren festgestellt werden, aber auch von Aura- Lesern, meist aus indianischen Völkern stammend. Bei Plastik-, Eisen-, Glas- und Kunststoffstörungen im Garten sterben sie schnell, weil sie sich nicht bewegen und ausweichen können.

### *6. Fazit: Der Mensch ist unsichtbar!*

Menschen, die vom Unsichtbaren nichts wissen oder nichts wissen wollen, leiden aus meiner Sicht an einer geistigen Verarmung bzw. an einer angeborenen Dummheit. Daran lässt sich im Übrigen oft schneller sterben, als man denken mag.
Sie erkennen die unsichtbare Luft die sie atmen nicht an, und telefonieren mit einem Handy.

So sind diese Menschen auch in der Lage ihren Körper mit chemischen Nahrungsmitteln zu sättigen und freiwillig zu vergiften, weil sie die Gifte der chemischen Nahrung nicht sehen und nicht anerkennen.

Sie ignorieren, dass Anomalien der Erdkruste, gerade unter ihrem Bett, den lebenswichtigen und gesunden Erdmagnetismus völlig stören. Damit ist ihr eigener Wasserhaushalt elektrolytisch gestört.

Diese Schlafstelle ist auf Dauer die Vorbedingung für Krebs oder andere Krankheiten. Sie legen ihren Körper für seine Regenerationszeit gedankenlos auf einen natürlich gestörten und radioaktiven Schlafplatz mit zusätzlichem Elektrosmog und Plastikstörungen, weil auch deren Effekte unsichtbar sind. Vom Liegetest oder der Kinesiologie (Muskeltest) wollen sie nichts wissen. Gegen ihre Schlaflosigkeit nehmen sie ihre sichtbaren Schlaftabletten mit all den Chemikalien ein, wodurch ihr Stoffwechsel weiterhin belastet wird. Sobald der Körper mit Schmerzen protestiert, schlucken sie

weitere Chemikalien, um die Schmerzen zu betäuben.
Statt den Schlafplatz auf einen gesunden erdmagnetischen Platz zu verlegen und Elektrosmog und die unsichtbaren Plastikstörungen zu beseitigen, bleiben sie auf dem schlechten Platz, bis zu ihrem verfrühten und leidvollen Tod. Anschließend werden Sie von einem Beerdigungsinstitut endgültig unsichtbar gemacht und dass alles nur, weil sie zu Lebzeiten von einer unsichtbaren Umwelt und deren Gefahren nichts wissen wollten.

Sie haben nur an die sichtbaren Dinge in Form von Geld und Reichtum, Immobilien, Autos und Konsum geglaubt und haben dabei vergessen, dass das Leben kurz und vergänglich ist.

Alles, selbst das teuer gekaufte Grundstück auf dieser Erde, war letztendlich nur geliehen. Nun sind sie selbst für immer unsichtbar geworden, ohne zuvor gelernt zu haben, dass das, was ein schönes Leben ausmacht, überwiegend unsichtbar ist, wie die Liebe selbst.

Sie können nichts mitnehmen! Dumm gelaufen!

Daher sollte man sich also besser mit natürlichen Prozessen befassen, um sein eigenes Leben und das der Familienmitglieder rechtzeitig schützen zu können. Damit können viele gesundheitliche Probleme und immer wiederkehrende Schmerzen verschwinden. Auch sie haben einen Grund. Sie wollen meist nur als Alarmsignale vor dem großen Crash warnen. Dagegen helfen auf Dauer keine Pillen. Nimmt man diese natürlichen Warnungen nicht an oder ist man zu stolz oder zu stur um diese Warnungen anzunehmen, kann auf Dauer das persönliche Gesundheitssystem lebensgefährlich kippen.

### Ärzte sterben auch an Krebs

Auch die namhaften Krebswissenschaftler sterben an Krebs, weil sie das Thema nur an den Problemen anpacken, statt sich auch mit den Ursachen zu beschäftigen. So würden sie die Ursachen beseitigen und die Krankheit besiegen. Anbei ein Auszug aus einem Vortrag des Heilpraktikers Walter Rauscher aus Heidelberg, nach Recherchen eines Schweizer Verbandes für Homöopathie:

hat sie sich bis heute nicht genügend bemüht. Aber gerade, weil man diese Ursache immer noch nicht kennt - auf die ich noch zu sprechen komme - oder sie einfach ignoriert, strauchelt man gleichsam von einem Mißerfolg in den anderen.

Die Chancen einer Heilung werden um so geringer, je länger die Erkrankung dauert bzw. je größer der Tumor ist. Denn die Abwehr eines Organismus verschlechtert sich rapide in dem Maße, wie sich die Geschwulst ihrem Endstadium nähert. Die Schulmedizin greift aber erst dann in das Geschehen ein, wenn es eigentlich nichts mehr zu heilen gibt. Statt die von Monat zu Monat sich stetig verschlechternde Abwehrlage um jeden Preis anzuheben, den Stoffwechsel wieder in Gang zu bringen und die Krebsgifte auszuleiten, werden nach wie vor Maßnahmen mit Strahlen- und Chemotherapie eingeleitet, die zu einer weiteren Verschlechterung der Immunität und schließlich zu ihrem totalen Zusammenbruch führen.

Wie schlecht es um die Chancen der orthodoxen Krebsbehandlung steht, veranschaulicht ein Beitrag im HP-Journal 7/82 von dem Schweizer, Prof. Dr. Schröder, den ich Ihnen nicht vorenthalten möchte.

Der Nobelpreisträger J.D. Watson nennt die Krebsforschung "wissenschaftlich bankrott, therapeutisch ineffektiv und außerdem verschwenderisch.

Nobelpreisträger Burnett schreibt: "Jeder, der die Krebsforschung einer umfassenden und unvoreingenommenen Überprüfung unterzieht, muß am Ende zu dem verheerenden Eindruck kommen, daß alles nutzlos war. Das Endresultat von Tausenden von Mannesjahren der Arbeit an verschiedenen Aspekten ist gleich Null".

Die Statistik und die zitierte Aussage des National-Cancer-Instituts gibt den beiden Nobelpreisträgern recht. Wie wenig Aufklärung und Früherkennung, die als beste Waffe gegen den Krebstod bezeichnet werden, tatsächlich wert sind, beweist die große Zahl der bedeutenden Krebsärzte, die selbst der Krankheit zum Opfer fielen: William Mayo, der Gründer der berühmten Mayo-Klinik, der mehrere wissenschaftliche Arbeiten über den Magenkrebs geschrieben hat, starb selbst an Magenkrebs. An der gleichen Krankheit starben der bekannte englische Krebschirug Wilkie und der indische Krebschirurg Borges.

James Ewing, der Direktor der Forschungsabteilung des Memorial-Krankenhauses in New York, erlag dem Blasenkrebs; Frank Horsfeld, der Direktor eines der größten Krebsforschungsinstitute der Welt, des Sloan-Kettering-Institutes, starb an Pankreas-Karzinom. Davis Karno, Leiter der chemo-therapeutischen Abteilung des gleichen Institutes, wurde ein Opfer des Lungenkrebses. Leslie Goulds der ein zweibändiges Werk über Krebs geschrieben hatte, erlag dem Darmkrebs. Evarts Graham, der eine neue Operationsmethode für Lungenkrebs - die "Graham-Methode" - eingeführt hat, starb an Lungenkrebs.

Diese Liste bedeutender Krebsforscher, die der Krankheit, deren Bekämpfung sie ihr Leben widmeten, selbst erlegen sind, ließe sich fast endlos fortsetzen. (Ende des Zitats.)

Nach wie vor ist aber die Schulmedizin davon überzeugt, daß Stahl-, Strahlen- und Chemotherapie die einzigen Alternativen sind, um dieser, heute etwa ein Viertel der Menschheit dahinraffenden Krankheit Herr werden zu können. Wie sieht jedoch die Wirklichkeit aus? Tatsache ist, daß Bestrahlungen und Medikamente nicht nur die Krebsgeschwulst, sondern auch gesundes Gewebe zerstören. Das einzig Sichere an dieser Behandlungsmethode ist der Schaden, den sie anrichtet.

So ist es schon eine alte Binsenweisheit, daß Krebs zu oft, zu viel und meistens viel zu früh operiert wird.

Natürlich ist eine Entfernung des Tumors in den meisten Fällen

- 4 -

Es gilt also grundsätzlich bei jeder Art von chronischen Erkrankungen, den Schlafplatz zu wechseln, besonders bei Krebs und auch bei Schlaflosigkeit. Es kann ausreichen, das Bett um einen Meter zu verschieben. Ein Liegetest sollte immer gemacht werden, auch direkt auf dem Boden, an mehreren Stellen, bevor man das Bett überhaupt bewegt. Dazu müssen vorher sämtliche unnötigen Plastiken und synthetischen Stoffe, auch in den Schränken, entsorgt werden. Auch die Hülle der Papiertaschentücher wird gegen ein Deko-Papierkästchen getauscht. Die Strümpfe mit Elasthan und Lycra müssen hoch im Schrank in einen Holzkasten, oberhalb des Körpers im Bett. Die Brille wegen Lupeneffekt und der Batteriewecker wegen seiner durchsichtigen Vorderfront aus Kunststoff gehören ebenso höher als der liegende Körper. Bitte absolut konsequent handeln und entsorgen. Große Plastiktüten überall im Hause beseitigen. Wer sich gerne und langsam umbringen will, kann es mit den Kunststoffkästen, die man heutzutage unter die Betten rollt, versuchen. Die Krebspunkte, bzw. Krankheitsursache kann jeder Mensch durch den Liegetest fühlen, solange er lebt, und schon lange bevor er überhaupt dadurch krank wird.

Die Krebsursache ist auch technisch nachzuweisen: Mithilfe eines Geomagnetometers oder einer Ionisationskammer, durch Hautwiderstandsmessungen und Frequenz-Tomographie per Computer. Wer daran nicht glaubt, beziehungsweise zu bequem ist, um sich mit dem Thema zu befassen, riskiert früher oder später vielleicht eine lange, leid - und qualvolle Krankheit. Der Liegetest ist sehr einfach auszuführen. Dabei spüren die meisten Menschen schon in wenigen Minuten, weshalb sie krank sind. Rauchen, Drogen, ungesunde Ernährung usw. sind die Verstärker und Beschleuniger für die Entwicklung der Krankheit, je nachdem wie robust der eigene Körper ist und wie er genetisch veranlagt ist.

Wussten Sie schon, wie schlau Ihr Körper ist?

Können Sie gut einschlafen?

Oder müssen Sie Schlafmittel einnehmen?

Haben Sie regelmäßig zusammenhanglose und „dumme“ Träume?

Haben Sie Angst- oder Alpträume?

Ist es Ihnen oft kalt im Bett?

Haben Sie immer kalte Füße im Bett?

Spüren Sie häufig ein kaltes Kribbeln vor dem Einschlafen?

Bleibt Ihr Kinderwunsch unerfüllt?

Sind Sie nachts kurzatmig?

Hören Sie nachts Ihr Herz schlagen?

Warum arbeitet Ihr Herz so hart, gerade im Bett?

Warum versucht das Herz mühevoll eine Durchblutung durchzusetzen?

Liegen Sie morgens immer krumm, schief oder schräg im Bett?

Sind Sie immer nervös und unruhig im Bett?

Sie können in der Rückenlage nicht einschlafen?

Sie müssen sich nachts im Bett immer hin und her wälzen?

Werden Sie zwischen Mitternacht und zwei Uhr immer wieder wach?

Schlafen Sie erst gegen 5 Uhr morgens wieder ein?

Stehen Sie dann „völlig gerädert auf“?

Ist es immer schlimmer bei Vollmond?

Fühlen Sie sich häufig müde, schwach, oder nicht fit?

Schlafen Sie woanders meist besser als in Ihrem eigenen Bett?

Haben Sie morgens beim Aufstehen Schmerzen oder Rückenschmerzen, die Sie am Vorabend, nach einem ganzen Tag Arbeit, nicht hatten?

Falls Sie diese Symptome kennen, so kennen Sie die Alarmsignale Ihres Körpers.

Damit verweigert er Ihnen instinktiv den Schlaf. Er teilt Ihnen mit, dass seine Gesundheit unsichtbar gefährdet ist. Sie sollten diese Symptome lieber nicht ignorieren und den Schlafplatz wechseln!

Vergessen Sie nicht:
Sie verfügen über eine Intelligenz und wissen, dass die Seele sich nur in einem gesunden Körper wohl fühlt. Somit sind Sie auch in der Lage, ihren Körper vor Krankheiten zu schützen.
Gehen Sie davon aus, dass der gesunde Erdmagnetismus an Ihrem Schlafplatz durch natürliche Radioaktivität oder Kunststoffe stark gestört ist. Hausgemachte Störungen müssen beseitigt werden. Eine kosmische Energie kann nicht entstört werden. Man muss ihr ausweichen!
Das gute Ergebnis werden Sie durch den Liegetest eindeutig spüren.

## Der Mensch zwischen Erde und Kosmos

Wie bereits erwähnt, lebten unsere Urahnen in Verbindung mit der Natur und hatten großen Respekt vor der Natur, sie spürten die gefährlichen Strahlungen. Diese Phänomene lassen sich heute mithilfe eines computergesteuerten Geomagnetometers leicht nachweisen. Der Physiker Cody hat in der Stadt Le Havre die Radioaktivität an Schlafplätzen mithilfe von zwei Ionisationskammern in 10.000 Krebsfällen nachgewiesen. Lesen Sie hierzu auch den Krebsvortrag von Dieter Aschoff von 1983 (Googlesuche).

Die Neutronenstrahlungen der natürlichen Radioaktivität, wodurch der Erdmagnetismus oft nur punktweise zerstört wird, greifen den Mensch quasi nachts in seinem Bett an. Und wie wir wissen, verbringt ein Mensch ein Drittel seines Lebens im Bett und verliert in diesem Zustand der Entspannung gleichzeitig zwei Drittel seiner Widerstandskraft, um sich regenerieren zu können. Die zwei Quadratmeter seines Schlafplatzes bestimmen möglicherweise also über das Schicksal jedes Menschen.

## Tiere und Kleinkinder meiden verstrahlte Stellen instinktiv

Tiere fühlen verstrahlte Stellen und meiden sie. Kleine Kinder meiden ebenso instinktiv verstrahlte Plätze, wie man es aus ihren Liegepositionen in Kinderbetten feststellen kann. Erwachsene spüren es spätestens durch den Gesundheits-Liegetest ebenfalls.

Das 780.000 km lange (!) Nervensystem empfängt wie eine Antenne den Erdmagnetismus und leitet ihn über die Zwischenfasern (Synapsen) bis an die Zellen. Diese wandeln den Magnetismus in eine elektrische Spannung um. Das elektrische Potenzial der Zellen wird im Normalfall, über Nacht bis auf 70 und 90 Millivolt, regeneriert. Nur so können lebenswichtige elektrochemische Prozesse im Körper stattfinden.

Sind die Zellen des Körpers über längere Zeit ohne Kontakt zum Erdmagnetismus, können sie keine elektrische Spannung nachladen. So verlieren sie ihr elektrisches Potenzial und können sich nicht mehr regenerieren und die lebenswichtigen elektrochemischen Prozesse sind blockiert. Die Zellmembrane kann unter 10 Millivolt nicht mehr arbeiten, um z. B. Sauerstoff in das Gewebe hineinzupumpen. Eine Zelle arbeitet wie eine elektrische Pumpe, aber eben nur solange, wie sie auch Strom bekommt. Ohne funktionierende Zellmembrane kann also kein Sauerstoff in das Gewebe aufgenommen werden. Eine Zelle mit 10 Millivolt oder weniger wird deshalb von Fachleuten als Krebszelle angesehen. Ohne einen ausgeglichenen Erdmagnetismus von 0,5 Gauß auf dem gesamten Schlafplatz wird die Zellfunktion der betroffenen Organe deaktiviert. Im Dauerzustand führt das zwangsläufig irgendwann zu Krebs.

Eine weitere Bedingung dafür ist, dass eine permanente und starke Übersäuerung des Stoffwechsels vorliegt. Dies ist wiederum sehr häufig das Ergebnis einer schlechten Ernährung, künstlich hergestellter Getränke und mangelnder Bewegung. Der pH-Wert ist dann zu niedrig, um wichtige elektrolytische Vorgänge im Körper aufrechterhalten zu können. So können die gesunden Zellen nicht mehr mit den kranken kommunizieren um diese zu unterstützen

und ins Gleichgewicht zu bringen. Der gesunde elektrolytische Strom zwischen den Organen wird so unterbrochen.
Eine Krebserkrankung ist daher meist eine Folge von punktueller Radioaktivität aus der Erdkruste und einer starken Übersäuerung des Stoffwechsels. Deshalb wird eine Krebserkrankung auch von einigen Fachleuten als sogenannter „*Strahlenunfall*" bewertet.

## Kein Leben ohne Erdmagnetismus, kein Leben ohne Luftelektrizität!

Die natürliche, statische Luftelektrizität beträgt zwischen 100 und 130 Volt/Meter. Der Erdmagnetismus, die ultravioletten - und die infrarotelektromagnetischen Strahlen der Sonne ergeben tagsüber die Fotosynthese und Biophotonen, wodurch erst Leben ermöglicht wird. Gewitter und Blitz sind notwendig, um die auf der Erde permanent lebensnotwendige Spannung zu generieren. Dafür blitzt es zwischen 1.000 bis 2.000 Mal pro Sekunde auf dem Erdball. Eine halbe Stunde lang ohne Blitze würde, laut einiger Wissenschaftler, dafür ausreichen, dass jegliches Leben auf der Erdoberfläche erlischt. Ein Blitz bildet einen Kurzschluss zwischen Ionosphäre und Erde. Ein Ion ist ein elektrischer Ladungsträger, deshalb der Name „*Ionosphäre*". Die Ionosphäre ist positiv geladen und die Erde negativ. Wir leben also auf dem negativen Pol einer Riesenbatterie. Genauer gesagt, die Erde ist der negative Teil eines riesigen Stromspeichers, auch „*elektrischer Kondensator*" genannt.

Während eines Gewitters lädt sich also die Erde auf und damit natürlich auch die Luft, die wir atmen. Und das ist auch besonders wichtig, denn unsere Atemluft muss negativ geladen sein, damit Menschen und Tiere sich wohlfühlen. Gute Luft ist auf der Erdoberfläche also negativ ionisiert. Die Erde verteilt diese wohltuende, negative elektrische Energie an alle Lebewesen und die „Batterie" Erde verliert dabei wieder ihre elektrische Ladung.

Die Erde rast mit 106.000 km/h durch das Universum. Trotz dieser enormen Geschwindigkeit bleiben Sonnen- und Mondfinsternisse punktgenau und Jahre im Voraus berechenbar. Für das

Jahr 3034 ist z. B. schon Anfang 2011 ein solches Ereignis auf die Minute berechnet worden. Die elektromagnetischen Kräfte des Kosmos halten nicht nur alle Planeten sehr präzise in ihrer Laufbahn, sondern durchdringen diese und ebenso die Erde. Das bestimmt unser Leben sowie Gesundheit oder Krankheit.

Anomalien in der Erdkruste, die elektrisch leitfähig sind, wie Wasser, Mineralien und Metalle, bilden einen Widerstand, wodurch die durchdringende kosmische Energie abgebremst wird. Es führt zu einer Überhitzung der Atome und folglich zu einer Kernspaltung. Die daraus entstandenen Neutronen kommen langsam an die Erdoberfläche zurück und zerstören punktweise den lebenswichtigen Erdmagnetismus. Neutronen wirken wie die langsame Kugel auf der Kegelbahn, sie bleiben hängen. Menschen, Tiere und Pflanzen erkranken an der dadurch freiwerdenden radioaktiven und aggressiven Strahlung.

Sonne, Mond und elektromagnetische Wellen bestimmen das Leben und regulieren die Zyklen der Natur. Bei Vollmond sind Aggressionen, wie z.B. bei Autofahrern, Unruhe in psychiatrischen Krankenhäusern, starke Blutungen usw. bekannt. Die meisten Menschen können zwischen Mitternacht und 5 Uhr morgens nicht schlafen. Sie hören jedes Geräusch. Mit dem verweigerten Schlaf will ihr Körper nur warnen, dass er an der Stelle gefährdet ist. Man steht morgens mit Verspannungen und Schmerzen auf, die man noch am Abend zuvor, nach einem Tag Arbeit, nicht hatte. Das Phänomen sollte zum Nachdenken anregen. Der Vollmond lässt die natürlichen Strahlungen bis um das Siebenfache zunehmen. Schlafmangel, Kälte, Zittern im warmen Bett, Einschlafen der Glieder, innere Unruhe, wie von der Erde abgestoßen sein, Herzklopfen und Kurzatmigkeit sind Warnsignale vor gesundheitsgefährdenden Aggressionen. Bei Vollmond hebt sich sogar die Erdkruste um ca. 30 Zentimeter. Der Vollmond ist also ein gewaltiges Ereignis, wovor man Respekt haben sollte. Die Sonne dagegen drückt alle Wellen herunter. Daher ist der Mittagsschlaf kurz und erholsam, selbst bei offenem Fenster und Straßenlärm.

Das Nervensystem eines Menschen ist die beste Antenne zwischen

Erde und Kosmos. Ein Menschennerv leitet Strom besser als die besten Supraleiter der feinsten Elektronik. Es muss auch so sein, damit die Gehirnimpulse zwischen 7 und 100 Hertz bis zu den letzten Zehen gesendet werden können. Alle Glieder und Organe werden durch diese Gehirnimpulse gesteuert. Mit den 7 bis 100 Hertz wird während der Nacht eine natürliche Spannung von 40 Kilogramm in der Wirbelsäule gehalten. So soll vermieden werden, dass die Wirbel sich lösen und verrenken.

Das erklärt, weshalb der Elektrosmog von 50 Hertz im Schlafzimmer die Wirbelsäulen-Degeneration verursacht. Hüfte und Knie erhalten ebenfalls falsche Signale. Man spricht dann von „*Osteoporose*". Die elektromagnetischen 50 Hertz greifen in den menschlichen Frequenz-Bereich ein, wovon das menschliche Nervensystem am empfindlichsten arbeitet. Dadurch werden Bänder gelockert, wobei Beckenschiefstand und Bandscheibenvorfälle das Ergebnis davon sind.

**Die Wirkung von Elektrosmog auf unseren Organismus**

Elektrosmog überspielt die natürlichen elektrischen Signale unseres Körpers und bestimmt so mittlerweile unser ganzes Leben. Von den gepulsten Hochfrequenzen der schnurlosen Telefone lässt sich der Mensch Tag und Nacht Tag berieseln. Die aggressiven Mikrowellenstrahlungen der Handys wirken direkt auf die Zirbeldrüse. In der Zirbeldrüse wird das Hormon Melatonin produziert. Die Hormonproduktion findet überwiegend nachts statt. Über das Melatonin werden der Schlaf-Wach-Rhythmus und andere zeitabhängige Rhythmen des Körpers gesteuert. Die moderne Konsumwelt besteht aus unzähligen Formen von unkontrollierten Strahlungen. Mikrowellen sind extrem kurze Wellen. Je kurzwelliger eine Strahlung ist, umso aggressiver ist sie. Mikrowellenstrahlung erzeugt Wärme, wie wir es aus den Mikrowellen-Küchengeräten kennen. Da der menschliche Körper zu 70% aus Wasser besteht und das Gehirn sogar aus 90%, ist es verständlich, dass der thermische Effekt der Mikrowellenstrahlung zwangsläufig die menschlichen Zellen und den menschlichen Wasserhaushalt angreift. Ein ähnliches Phänomen lässt sich beim Waldsterben feststellen: nämlich durch Radarstrahlen.

Durch Mikrowellen steigt auch die Zahl der Glioblastom-Fälle an. Ein Glioblastom ist ein inoperabler Gehirntumor, meist hervorgerufen durch Handystrahlen im Bereich der Zirbeldrüse, genau da, wo die Handystrahlen im Kopf ankommen.

Der Zuwachs an Krebsfällen um 60% innerhalb von nur 20 Jahren ist also kein Zufall, sollte man meinen. Sogar bei Hunden, Katzen und anderen Haustieren entwickeln sich mittlerweile Krebsfälle, die es früher in der Form nicht gab. Seltsamerweise war so etwas vor über 30 Jahren nicht bekannt. Das Zusammenwirken von Elektrosmog, Kunststoffen und Eisen im Hause sind eindeutig nachweisbare Gründe. Das stelle ich immer wieder fest.

Die kleinste Plastiktüte, wie die von Papiertaschentüchern, Folien und Synthetik im Schlafzimmer, Kunststoffgegenstände aller Art, selbst wenn sie nur im Keller aufbewahrt werden, sind in der Lage, die Schwingungen der natürlichen Krebspunkte der Erde zu übernehmen, und diese auch durch Betondecken und Wände hindurch so im Haus zu verteilen, dass selbst unsere Tiere, die diese Strahlung von Natur aus meiden würden, nicht mehr davor flüchten können.

Der tiefe und erholsame Schlaf bleibt weitestgehend aus, selbst wenn die Schlafstelle grundsätzlich richtig ist und der Mensch versucht, sich selbst mit Schlafmitteln zu überlisten. Besser wäre es, insbesondere das Schlafzimmer sowie das gesamte Haus gründlich von den überflüssigen Störungen zu befreien. Denn wir wissen: ohne natürlichen Schlaf gibt es keine Regeneration. Ohne Regeneration wird ein Mensch krank. Krankheiten sind die letzten Warnsignale der Natur.

***Quintessenz***

Das Schlafzimmer und möglichst das ganze Haus sollten nur aus Stoffen bestehen, die sich quasi bereits zu der Zeit von Adam und Eva auf der Erdoberfläche befanden. Also aus Schafwolle, Baumwolle, Holz, unbehandeltem Naturlatex usw. Sie gehören,

wie der menschliche Körper, zu den Naturprodukten auf der Erdoberfläche.
Kunststoffe aus Rohöl, Elektrogeräte, Metalle, Gefäße aus dickem Glas, chemisch behandelte Möbel, reflektierende Gegenstände, Facettenglas, Medikamente und künstliche Teppichböden haben in einem Schlafzimmer absolut nichts zu suchen. Ein Schlafzimmer ist zum Schlafen gedacht, während der Nacht braucht man daher keine störende Dekoration. Das Bett muss möglicherweise umgestellt werden: an einen Platz, an dem keine aggressiven „Erdstrahlen" sind. Der Strom sollte nachts über einen Netzfreischalter komplett abgeschaltet werden.

Ein ungestörter Erdmagnetismus von 0,5 Gauß am Schlaf- und Sitzplatz und ein pH-Wert von 7,4, gemessen am Morgenurin, regenerieren permanent das elektrische Potenzial der 100 Billionen Zellen eines Menschen. So kommunizieren die Zellen permanent untereinander. Damit bleibt gesichert, dass der messbare Hautwiderstand bei einem linearen Wert um 20 Kilo-Ohm konstant bleibt. Das macht einen Menschen unantastbar gesund.

### Kunststoffe und Metalle im Garten

Auch Pflanzen und Bäume können durch Kunststoffe und Eisenteile erkranken und sie können an solchen Störungen sterben. Bereits sehr häufig habe ich mit meiner Arbeit und meinen Erkenntnissen unerklärliche Erkrankungen bei Pflanzen aller Art beseitigen können. Denn auch außerhalb des Hauses ist es so, dass gefährliche Strahlungen durch Kunststoffe und Metalle, insbesondere durch Eisenteile, verstärkt werden können und damit das Wachstum einer Pflanze stören und es sogar vollständig hemmen können, nämlich dann, wenn z. B. ein einfacher Plastikeimer oder eine Metalldekoration unmittelbar auf einem Krebspunkt steht. Ein Krebspunkt entsteht aus den Ausstrahlungen von natürlichen radioaktiven Punkten, und zwar genau im Kreuzungspunkt mehrerer Strahlungen. Es sind aggressive Strahlungen, die beispielsweise bei der Ortung von unterirdischen Wasserquel-

len von erfahrenen Rutengängern erkannt werden. Auf solchen Punkten sollte lieber kein Bett stehen. Kunststoffe und Metalle übernehmen die Strahlung solcher Punkte. Jeder Mensch verfügt über die Fähigkeit, solche Störquellen zu finden, um seine Gesundheit zu schützen. Das Urinstrument dafür ist eine Wünschelrute, wie die von Dr. med. Hartmann. Nach einigen Übungen wird die notwendige Sensibilität geweckt. Beide Gehirn - Hemisphären müssen dafür trainiert werden, was beispielsweise auch für das Laufen lernen, Radfahren, Skifahren, Schwimmen usw. gilt. Dann sucht man bewusst nach dem, was man wissen möchte. Die Wünschelrute wird nach einigen Übungen spürbar und sehr präzise die Richtung des Gesuchten anzeigen. Das zuvor vielleicht belächelte Thema des „Wünschelruten gehen´s“ kann somit lebensrettend für Menschen, Pflanzen und Tiere werden.
Wenn man also Störungen einer Pflanze erkennt, gilt es, schnellstmöglich den Übeltäter zu finden.

Ich habe Ihnen hier ein paar Beispiele aus meiner täglichen Praxis zusammengestellt, damit Sie sich ein Bild von den Ergebnissen machen können:

Der Buchsbaum- Zwei Monate, nachdem das im Bild rechts sichtbare Stahl-Gestell (siehe Pfeil) im Frühjahr 2007 eingesetzt wurde, erkrankte der Buchsbaum, der Baum drohte einzugehen.

Als man mir den kranken Buchsbaum zeigte, konnte ich schnell feststellen, dass eine starke Strahlung aus dem Stahl-Gestell kam und siehe da: ein Fuß des Stahl-Gestells stand auf einem natürlich Krebspunkt.

Die intensiven Schwingungen des Krebspunktes wurden vom gesamten Gestell übernommen und weiter durch den Baum gesendet. Ich schlug daher vor, das Gestell zu verstellen oder am besten komplett zu entfernen und ggf. durch ein Holzgestell zu ersetzen. Der Baum war bereits im Herbst des gleichen Jahres wieder gesund.

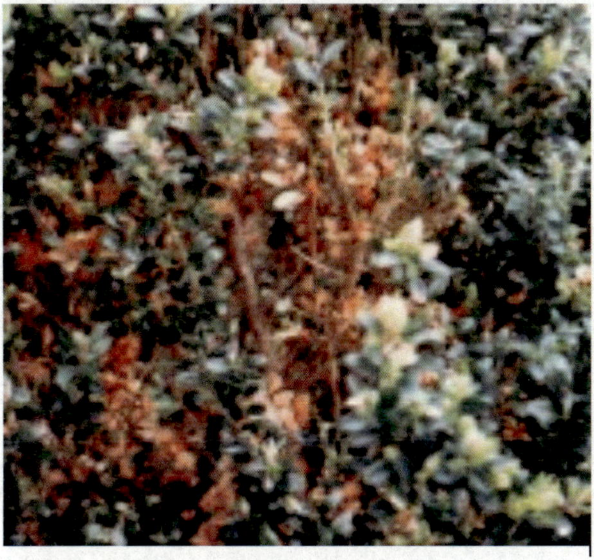

Der erkrankte Buchsbaum

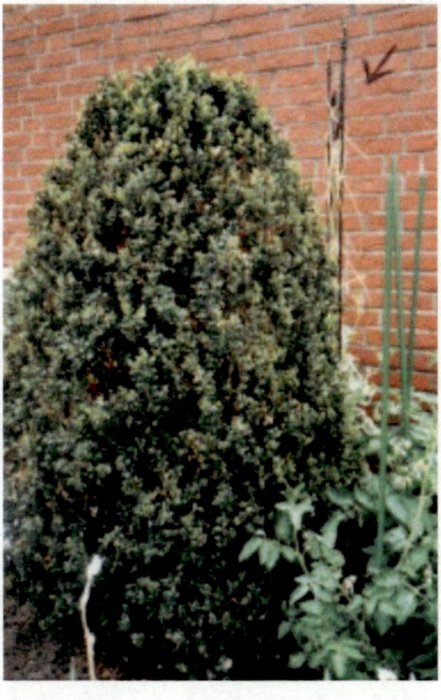

Erkrankter Buchsbaum mit Stahlgestell

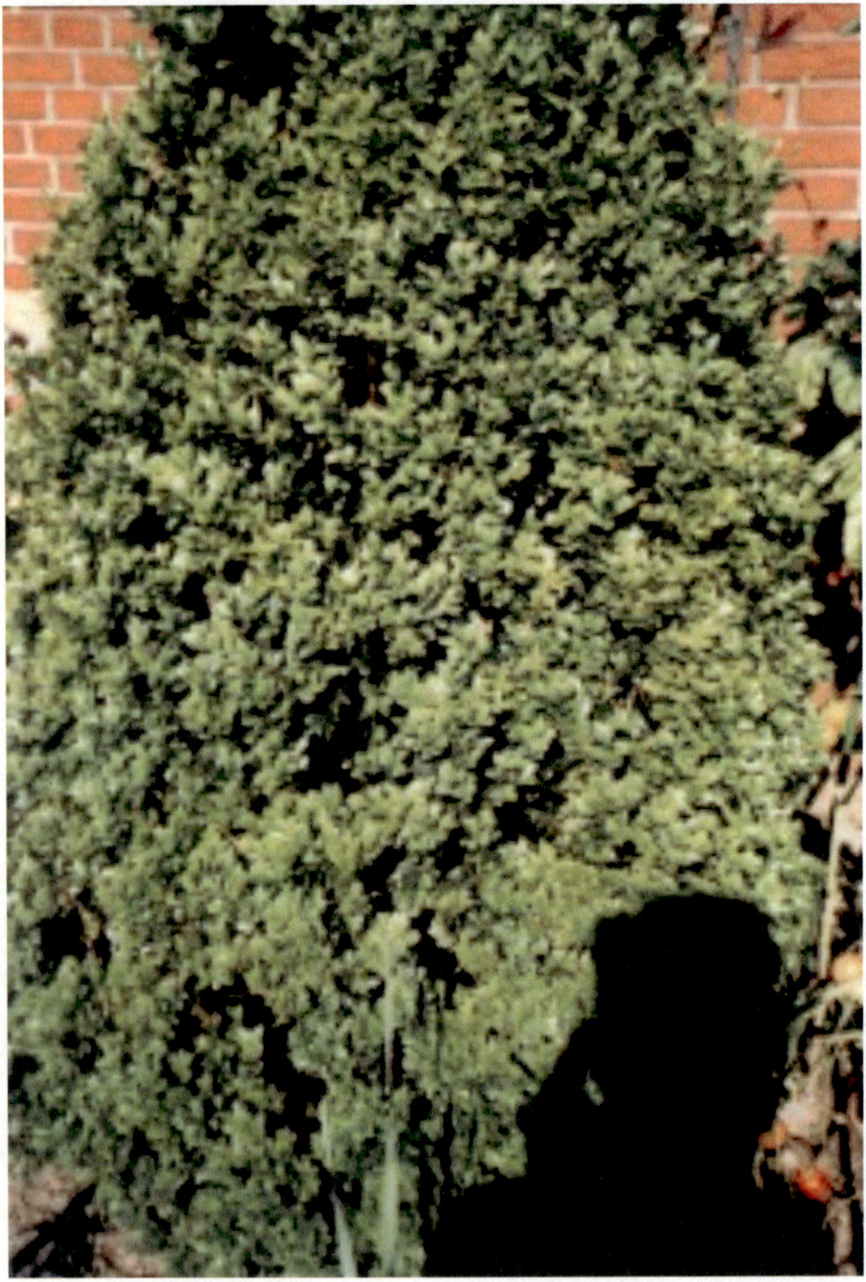

Der Buchsbaum hat sich erholt

**Der Blauglockenbaum**

Der Blauglockenbaum bekam im Jahr 2009 plötzlich keine Blätter mehr und auch er drohte einzugehen, nachdem er viele Jahre zuvor immer prächtig ausgesehen hatte. Ich machte mich also auf die Suche nach einer möglichen Störung und fand sie auch dieses Mal recht schnell.

Der Übeltäter war ein Eimer mit gesammelten Plastikbeuteln, in denen vorher Blumenerde gewesen war, den ich ganz in der Nähe des Baumes in einem Schuppen fand. Dieser Eimer stand unglücklicherweise genau auf einem Krebspunkt und da die Strahlung völlig ungehindert auch durch Wände und Decken geht, wurde der Blauglockenbaum mit voller Wucht davon getroffen. Ich suchte also für den Eimer einen neutralen Platz im Schuppen und der Baum wurde schnell wieder gesund.

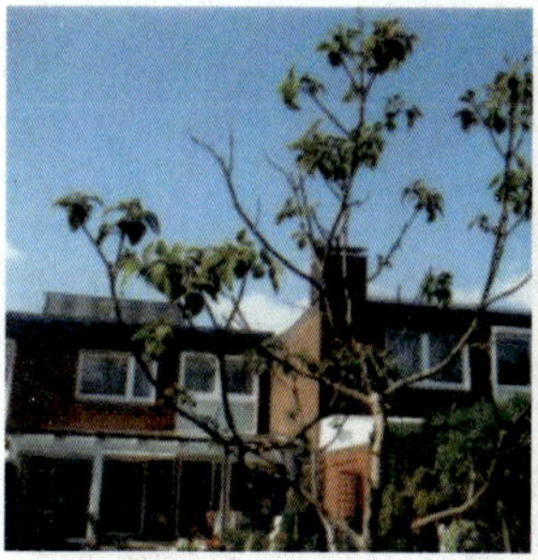

Der erkrankte Blauglockenbaum

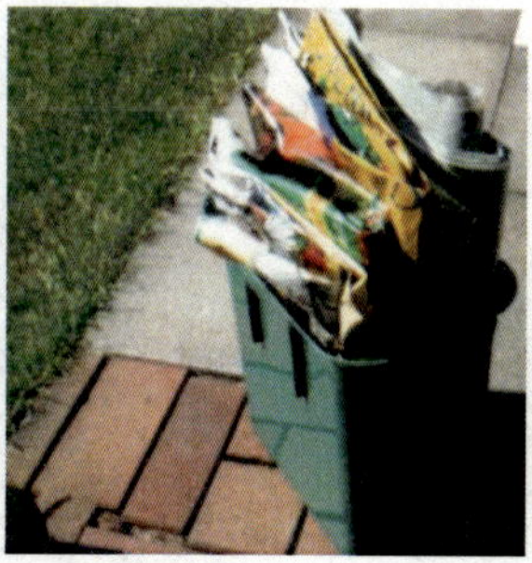

Die Übeltäter – Kunststoffbeutel

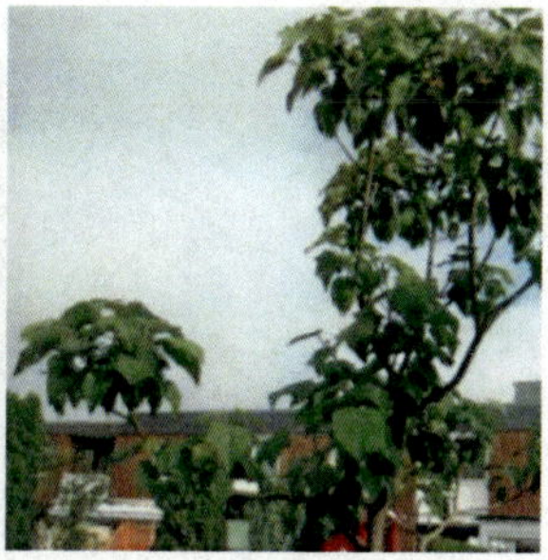

Der gesunde Blauglockenbaum

**Die Magnolie**

Nachdem eine Magnolie im Frühjahr bereits Blüten getragen hatte, bekam sie im Sommer viele neue Triebe. Allerdings konnte man einige Wochen später feststellen, dass diese Triebe verkümmert bzw. abgefallen waren. Also machte ich mich auch hier auf die Suche nach den Übeltätern und fand sie: Es waren zwei Vögel aus Metall, die dekorativ im Beet und natürlich exakt auf einem Krebspunkt standen und so die Strahlung an die Magnolie weitergaben, die dadurch erkrankte. Da es sich bei den Vögeln um ein Geschenk handelte, sollten sie natürlich nicht entsorgt werden. Ich stellte sie daher auf das Dach des Carports, denn hier konnten Sie kein Unheil mehr anrichten, da eine von Kunststoffen oder Metallen übernommene Strahlung erfahrungsgemäß waagerecht und nach oben gesendet wird, aber nicht nach unten.

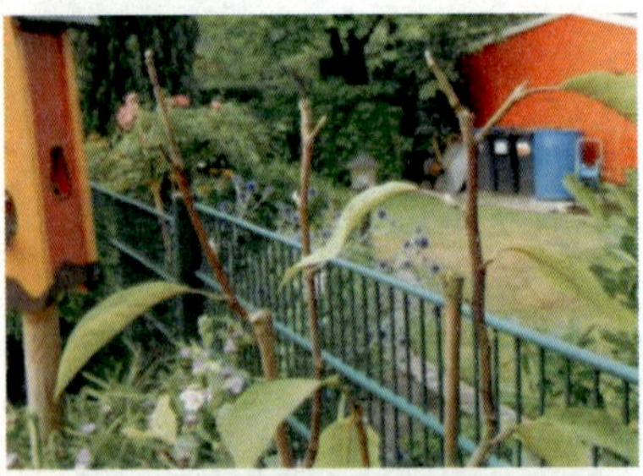

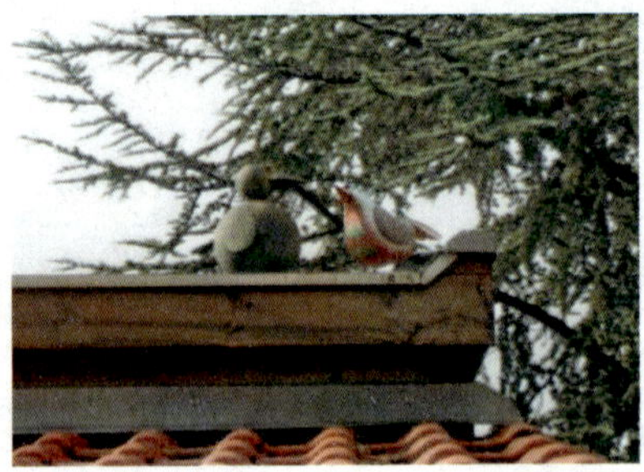

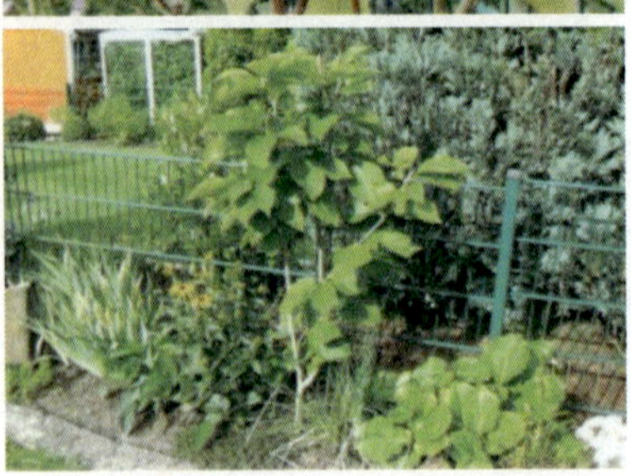

Die Vögel an ihrem neuen Platz ergab eine gesunde Magnolie

Nach dem Umzug der Vögel, mittlerweile als Rostbeulen entsorgt, wurde die Magnolie wieder gesund und trug bereits im Herbst wieder neue Knospen und Blätter.

**Die Eibe**

Im Dezember 2012 begutachtete ich eine kranke Eibe, die plötzlich von braunen Stellen übersät war. Auf der Suche nach dem Übeltäter fand ich wieder einen eisenhaltigen Dekorationsgegenstand, den ich an einen anderen Punkt versetzte.

Bereits im Sommer dieses Jahres (2013) ist die Eibe wieder gesund und deutlich schöner anzusehen.

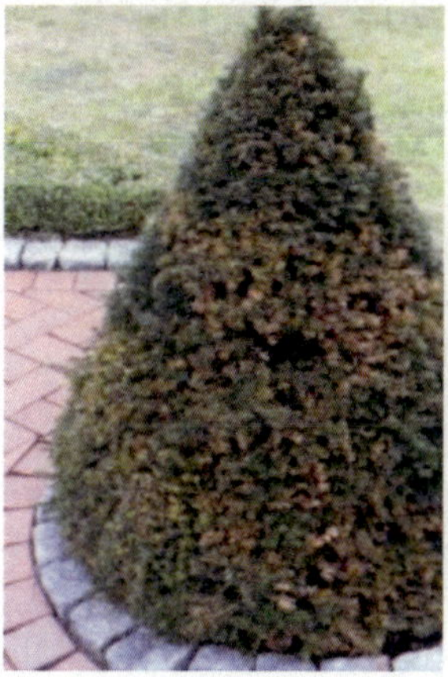

Die erkrankte Eibe

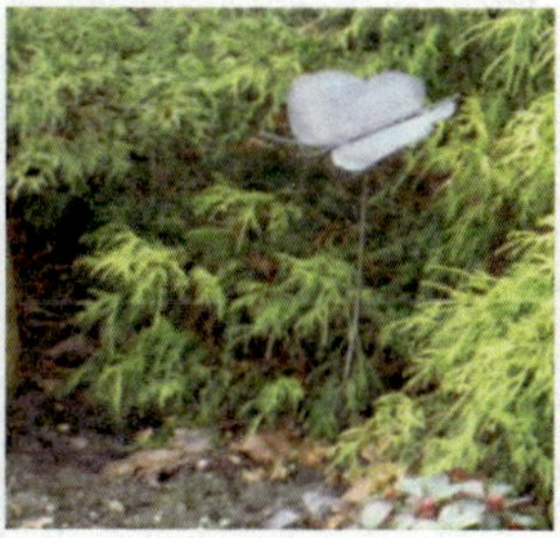

Der Übeltäter wurde entsorgt

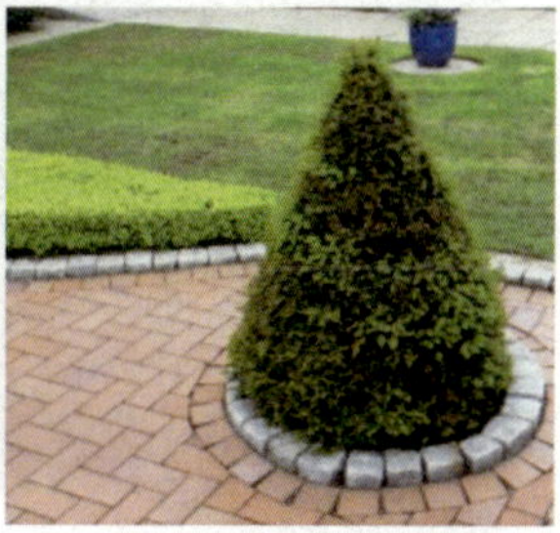

Die gesunde Eibe

Und hier noch eine ganz andere Störung aus dem Garten und ein Beweis dafür, dass die Strahlung ungehindert durch Wände und Decken geht.

**Der Eisenpavillon des Nachbarn**

Dieser Eisenpavillon stand mit einem Fuß auf einem Krebspunkt und bestrahlte dadurch die gesamte Nachbarschaft. Viele Menschen konnten nicht mehr schlafen. Nachdem der Pavillon auf einen neutralen Platz 30 cm weiter versetzt wurde, waren die Störungen beseitigt.

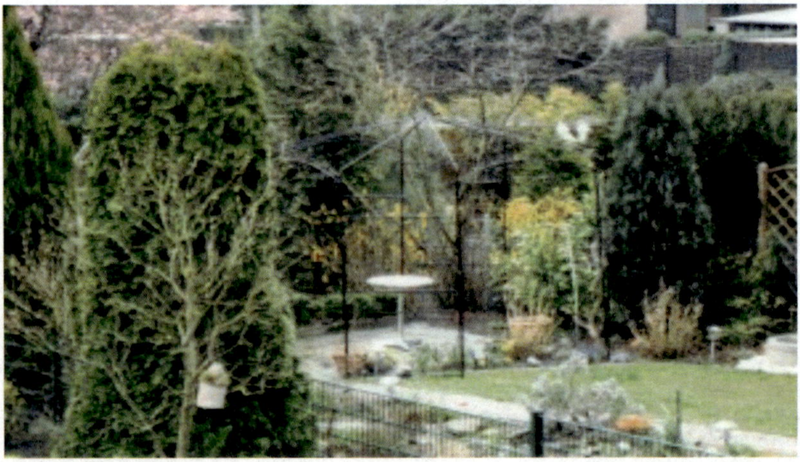

*Der strahlende Pavillon*

Viele von Ihnen fragen sich jetzt vielleicht: Stört denn auch ein Zaun, wenn er auf einem Krebspunkt steht, das Wachstum meiner Pflanzen? Dazu kann ich sagen: Nein, Gegenstände, die fest eingebaut sind, sind nur sehr selten in der Lage, mitzuschwingen und so gefährliche Störungen weiterzusenden.

Ich hoffe, dass ich Ihnen mit diesen sicherlich interessanten Beispielen einen kleinen Überblick über die Folgen von Kunststoffen und Metallen im Garten geben konnte. Noch ein wichtiger Tipp aus meiner Erfahrung für Ihre Gartenpflanzen, denn gerade sie leben nach den Gesetzen der Natur: Falls Ihre Pflanzen und Bäume im Garten plötzlich, ohne für Sie ersichtlichen Grund, erkranken und sogar drohen, komplett abzusterben, sollten Sie dringend Eisen, andere Metalle, Glasdekoration und Plastikgegenstände im Garten und in Gartennähe entsorgen. Bäume und Pflanzen erholen sich meist sehr schnell. Probieren Sie es aus! Wo Pflanzen und Bäume sterben, sterben auch Menschen!

### Experimente mit Frequenztomografie und Krebs

Experimente und Messungen in Bezug auf die Zunahme von Krebs durch Kunststoffe, mit Jürgen Aschoff, Arzt und Physiker. Dieses Verfahren nennt sich Frequenztomografie®.
Eine Messung der Geopathie nach Hans-Eugen Plagge.
Die hier angewandte Messmethode bzw. die verwendete Software zur Frequenztomografie wurde von Herrn Hans-Eugen Plagge entwickelt, einem renommierten Heilpraktiker, der lange Zeit auf diesem Gebiet tätig ist. Sollten Sie weitere Informationen zu dieser Methode wünschen, wenden Sie sich bitte an:
Herren Hans-Eugen Plagge, in Münster Westfalen
und Jürgen Aschoff in Wuppertal.

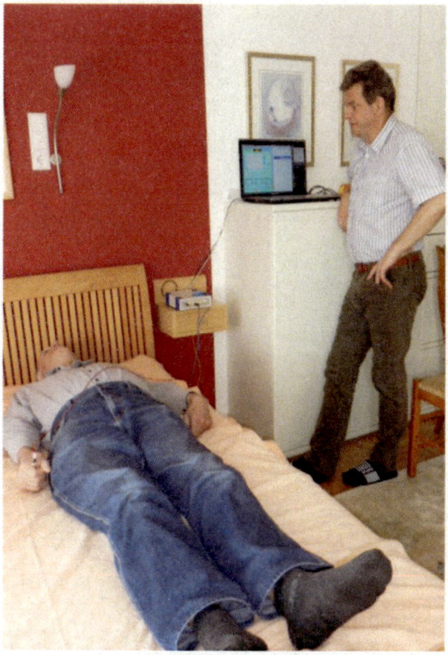

Der erste Liegetest von 10 Minuten auf dem Bett.
Selbiges steht auf einer neutralen und gesunden Zone.
Es sind an der Stelle keine Erdstrahlen, kein natürlicher Krebspunkt.
Dieser Schlafplatz steht auf einem ungestörten Erdmagnetismus und ist im Normalfall als „gesunder Schlafplatz“ zu bezeichnen.

Kunststoffe, Metalle und synthetische Stoffe, auch in den Schränken, können sekundenschnell diesen gesunden Platz in einen gefährlichen Platz umwandeln, vielleicht sogar lebensgefährlich.

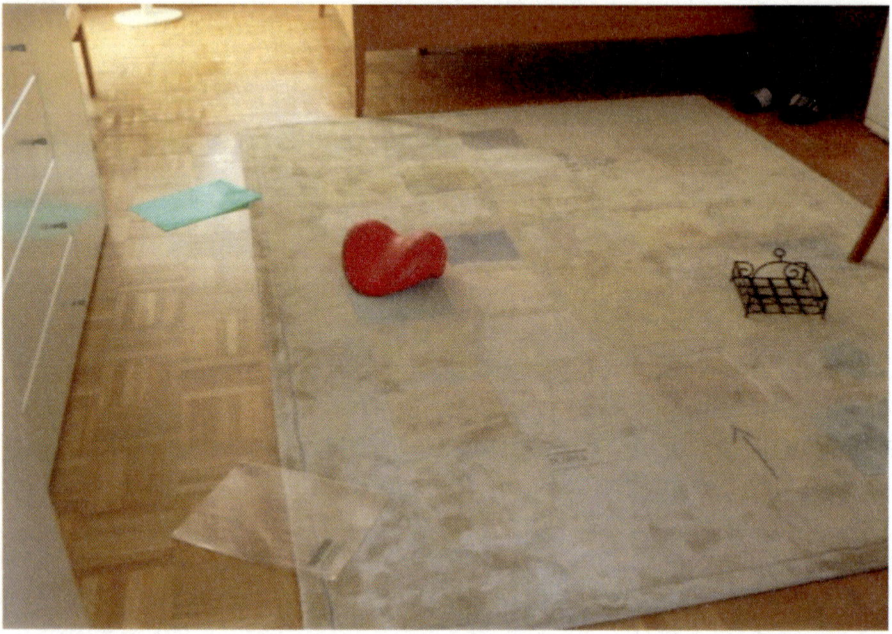

**Der zweite Test:**

Um den Beweis zu erbringen, dass Metall und Gegenstände aus Plastik Krebsschwingungen erzeugen können, wurden diese Gegenständen so auf natürlichen Krebspunkten platziert, dass deren gebündelte Strahlung auf den Magenbereich der Testperson gerichtet wurde.
Dafür wurden zwei handelsübliche Ordnerfolien, ein Badewannenkissen (rotes Herz) und ein Papierservietten-Spender aus Eisen benutzt.

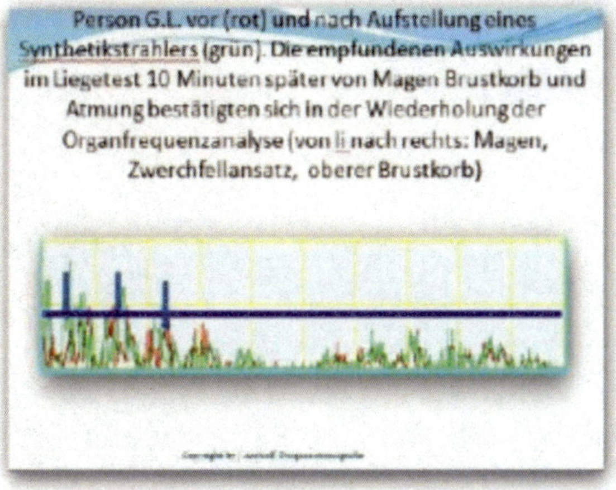


Nach dem10 minütigen Liegetest mit Organfrequenzanalyse ergab sich der gewünschte Effekt.
Die Gegenstände, welche den Magenbereich angreifen, befanden sich auf der linken Seite, am Fußende der Testperson.
Somit ergab sich eine diagonale Kunststoffstrahlung, wodurch Zwerchfell und Brustkorb mit angegriffen wurden. Über längere Zeit, selbst auf dem gesunden Platz, aber mit Kunststoff-Strahlungen, wäre die Gesundheit zwangsläufig gefährdet.
Schlaflosigkeit zwischen Mitternacht und fünf Uhr wäre das erste spürbare Alarmsignal.

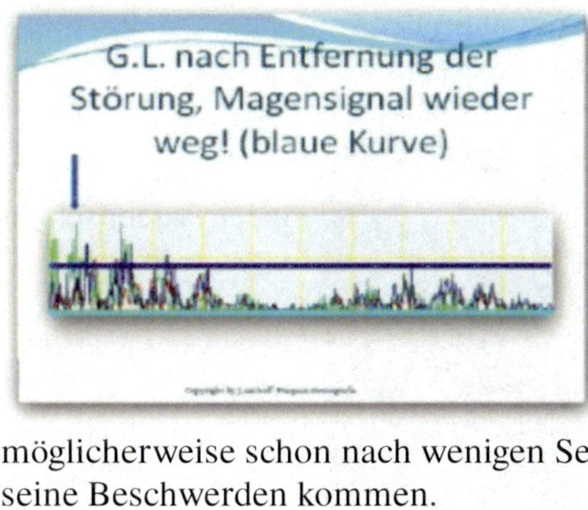


Nach Beseitigung der Gegenstände stellte sich minutenschnell die Entlastung von Magen und Brustkorb ein.
Der Körper reagiert sehr schnell. Wer den Liegetest auf seinem Bett zu Hause für 10 Minuten ausführt, wird möglicherweise schon nach wenigen Sekunden wissen, woher seine Beschwerden kommen.

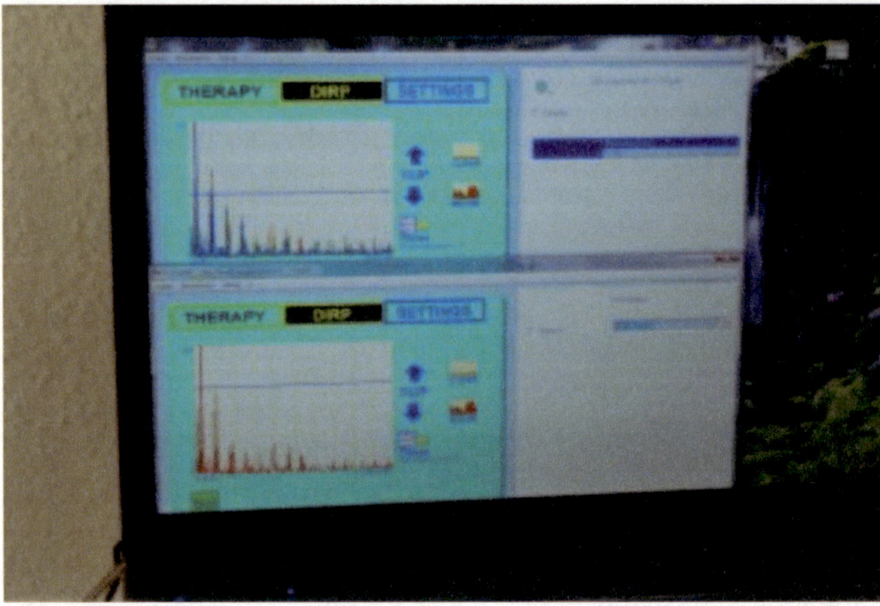


Die Messergebnisse im Vergleich sind für die Wissenschaft signifikant.
Das ist möglicherweise einer der wichtigsten Ansätze, um die enorme Zunahme an Krebsfällen und chronischen Krankheiten innerhalb der letzten 25 Jahre zu erklären.
Krebs ist ein Strahlenunfall! Krebs ist Physik!

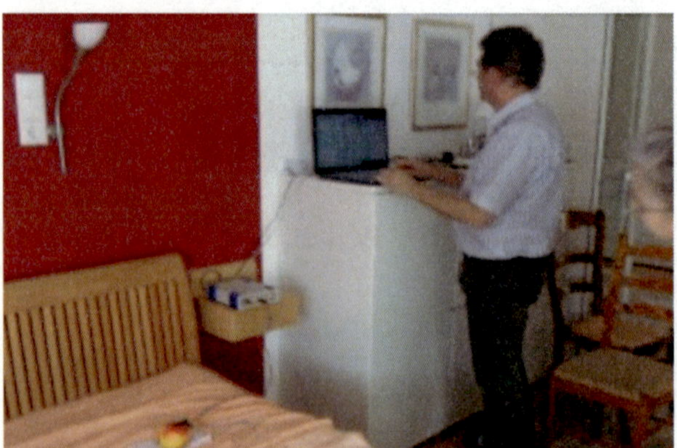

Um diese Feststellungen wissenschaftlich zu belegen, muss ein neutrales Lebewesen getestet werden.
Dafür wurde ein Apfel ausgewählt.
Der Apfel wurde auf den geografischen Platz des Bettes gelegt, wo sich die Thymusdrüse eines Menschen jede Nacht befinden würde.

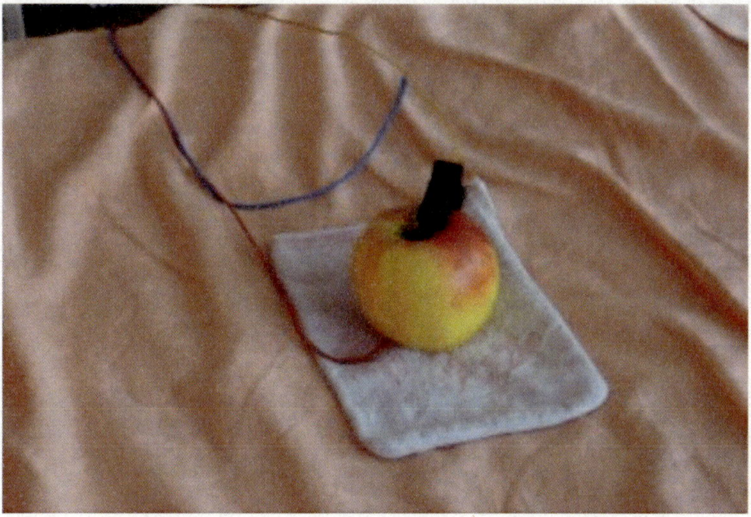

Beide Messelektroden wurden am Apfel angelegt.
Der Apfel wird einmal ohne Kunststoffstörungen gemessen und einmal mit Kunststoffstörungen.
Jeder Test verlief auch genau 10 Minuten.

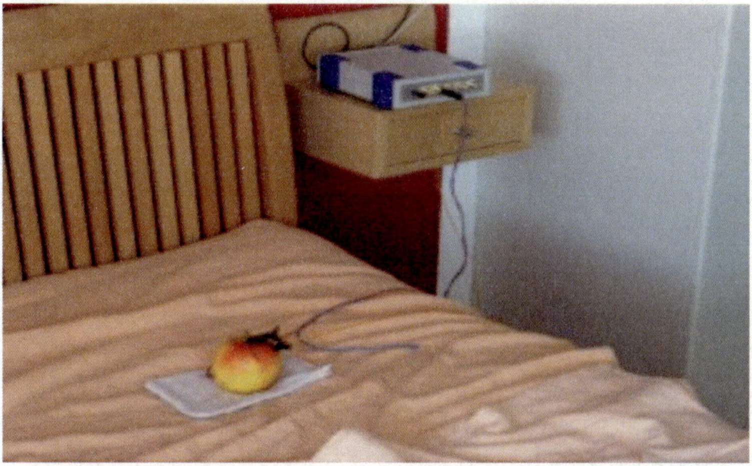

Die Messungen werden für den Apfel wie für einen Menschen erfasst.

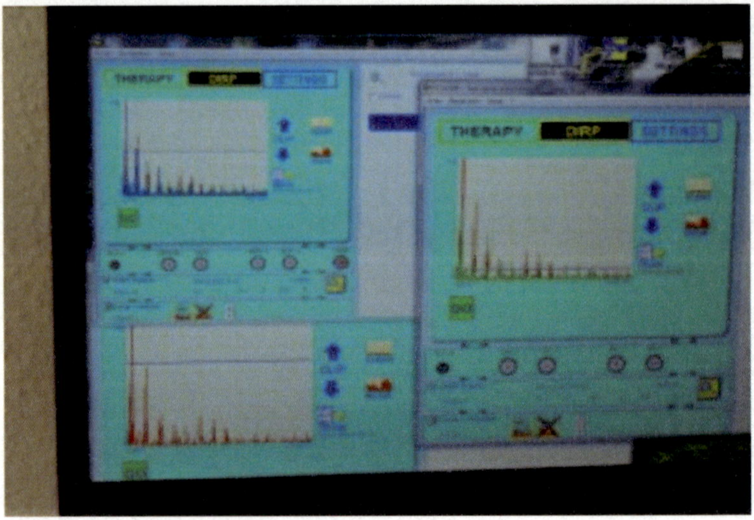


Wissenschaftliche Messergebnisse im Vergleich.

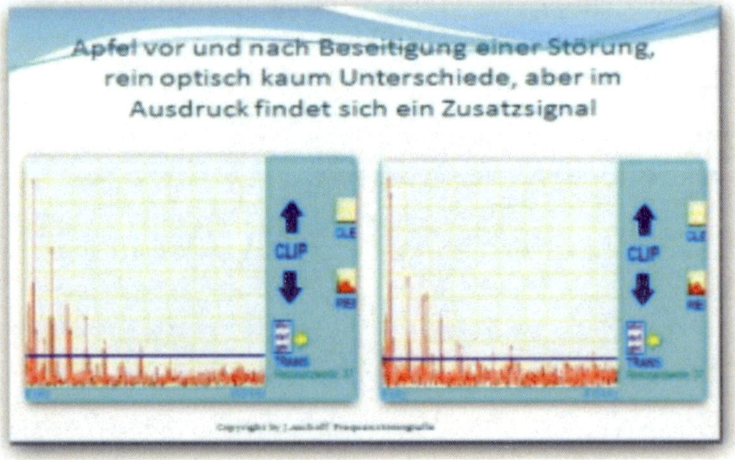


Der Apfel reagiert aufgrund seiner Größe zwar träger als ein Mensch, aber er reagiert auch deutlich. Wissenschaftler können diese Diagramme analysieren. Die Kunststoffe und Metalle stören den Apfel eindeutig. Das erklärt auch, weshalb moderne Gartendekoration das Sterben von Bäumen und Pflanzen mit verursachen.

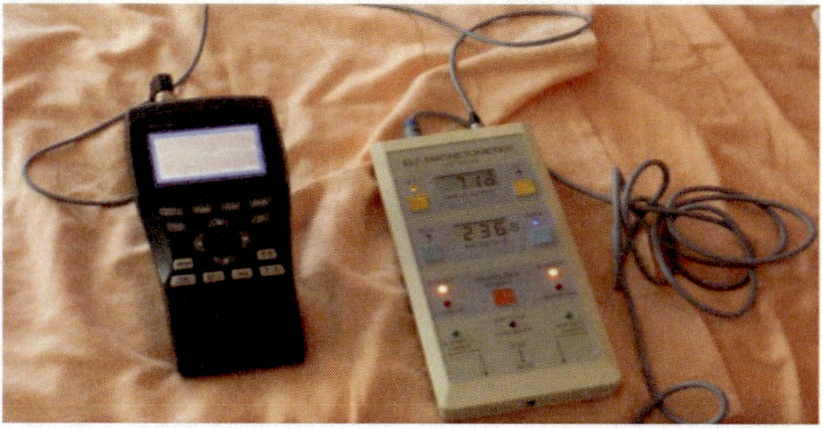

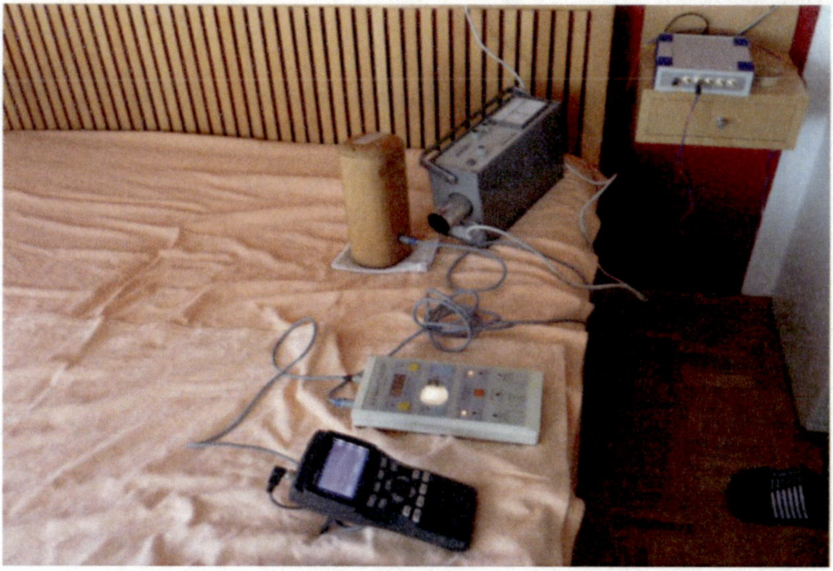

Geomagnetometer und Ionisationskammer waren über längere Zeit nicht eingesetzt worden. Sie waren leider nicht einsatzfähig. Die Ionisationskammer ist das zylinderförmige Teil auf dem unteren Foto.
Damit kann man die natürliche Radioaktivität auf einem Krebsplatz messen, wie der Physiker Pierre Cody in 10.000 Fällen bewiesen hat.

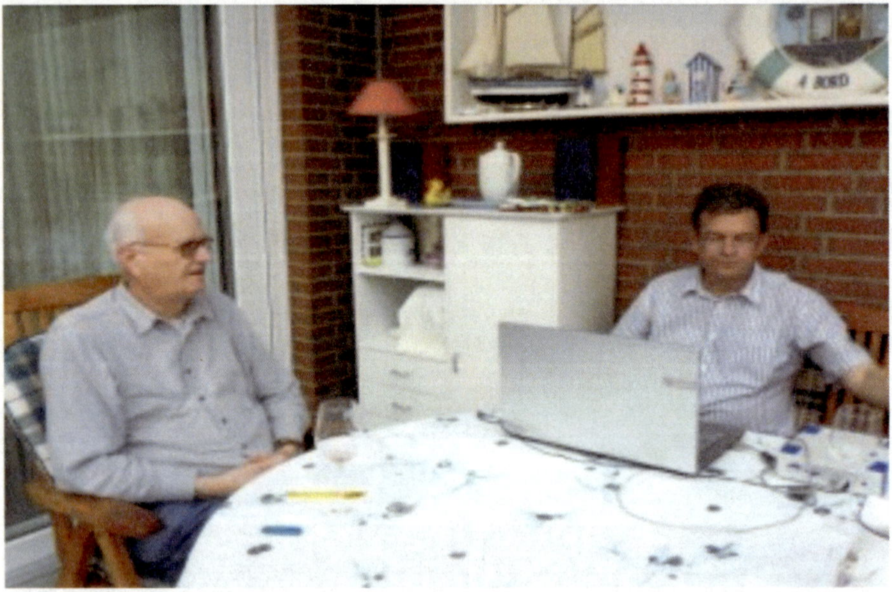

Die Auswertung der Messergebnisse erbringt die Bestätigung für die unsichtbare Gefahr auf die Gesundheit durch Metalle, synthetische Stoffe, Flüssigkeiten, dickes Glas mit Lupeneffekt und Kunststoffe aller Arten im Schlafzimmer.

# BUNDESREPUBLIK DEUTSCHLAND

# URKUNDE

über die Eintragung der Marke

## Nr. 30 2011 052 714

Az.: 30 2011 052 714.8 / 09

**Gesundheits-Liegetest nach Guy Laforge**

**Markeninhaber/in:**
Laforge, Guy, 48165 Münster, DE

**Tag der Anmeldung:** 29.09.2011 **Tag der Eintragung:** 24.10.2011

**Die Präsidentin des Deutschen Patent- und Markenamts**

**Rudloff-Schäffer**

DEUTSCHES PATENT- UND MARKENAMT

## Kongress in Fulda

**Guy LAFORGE** sprach über seine langen Erfahrungen **„Wieso machen Kunststoffe unsere Wohnumwelt so gefährlich? Über ein unterschätztes Risiko“.**
Schon der „Altmeister“ Dr. Dieter ASCHOFF hatte über die gelegentliche Erfahrung berichtet, dass Kunststoffe im Raum, wenn sie auf einer Störzone liegen oder stehen, sich mit der Störinformation aufladen und dann als Sekundärstrahler die Umgebung stören können, etwa in dem Sinne, dass eine Person dann „auf Distanz“ belastet wird, obwohl sie selbst auf einem neutralen Schlafplatz liegt. Ähnliches berichtete er über „Steinstrahler“ und „Textilstrahler“. Dass Antennen-ähnliche Strukturen (etwa „Wäsche-Spinnen“ im Garten) auf Zonen in die Umgebung strahlen können, ist auch von anderen Geobiologen berichtet worden.
Wir müssen zugeben, dass wir dieses Risiko bisher unterschätzt haben und dass wir Guy LAFORGE dankbar sind für seinen Vortrag und seine interessanten praktischen Demonstrationen (Liegetest), die uns dieses Risiko wieder drastisch vor Augen führten. Seine inzwischen über Jahrzehnte laufenden Erfahrungen und Fallberichte sind sehr überzeugend.

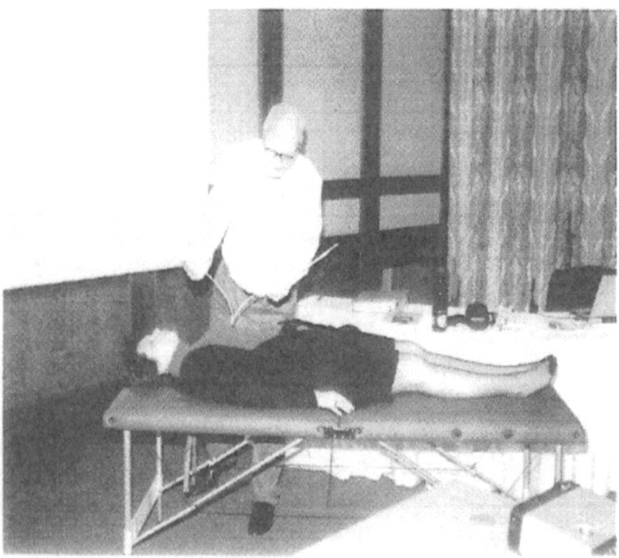

Guy LAFORGE

- 11 -

Kommentar von Dr. med. Rothdach im „Geoforum“ über die Vorführungen zu den Gefahren aus Plastik und Metallen, auf dem Kongress in Fulda von Oktober 2012.

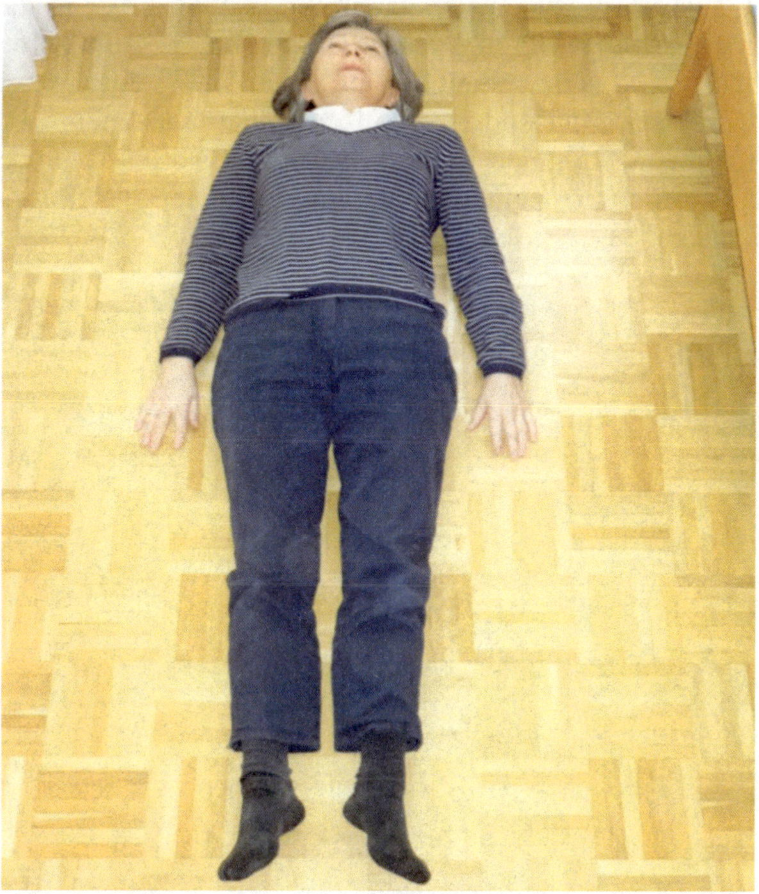

So einfach funktioniert der Liegetest: Mindestens 15 Minuten absolut ruhig auf dem Rücken liegen und dabei spüren, wie der Körper reagiert, ob ruhig, angenehm schwer und warm, mit ruhigem Herz und guter Atmung bis ins Zwerchfell. Man empfindet einen guten Platz auf einem kalten und harten Boden und ohne Plastikstörungen als weich und warm. Das gestörte Bett mit weicher Matratze empfindet man dagegen als hart und kalt. Jetzt weiß man, weshalb man unter Schlaflosigkeit leidet und krank ist. Auch die Herzprobleme versteht man besser.
Dann macht man den Vergleich auf dem Bett noch einmal 15 Minuten lang und spürt dabei, ob der Körper innerlich unruhig, ner-

vös ist, sich unangenehm verspannt und kalt wird. Die Beine beginnen zu kribbeln, dann die Arme. Das Herz beginnt schwerer zu schlagen und versucht dabei, die Durchblutung durchzusetzen. Man wird kurzatmig und möchte letztendlich aufstehen. Ein solcher Schlafplatz kann lebensgefährlich sein. Das Bett sollte besser verstellt werden. Nur eine Minute auf dem guten Platz, auf dem Boden, reicht aus, um überzeugt zu sein.

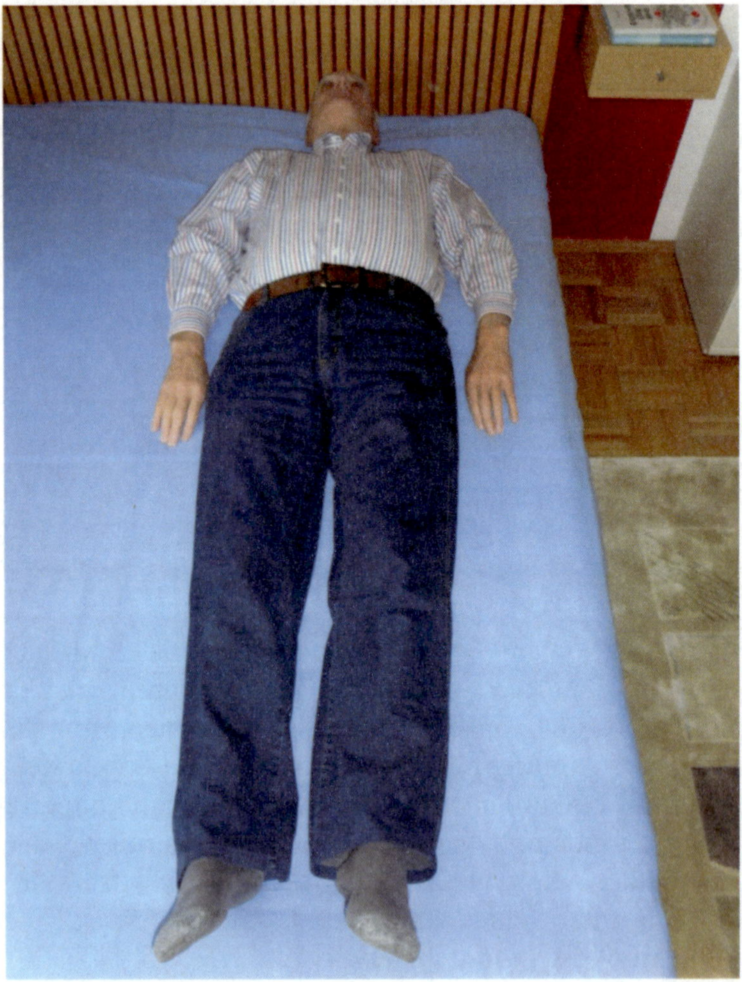

## Krebs und Strahlen

Diese punktweise Strahlung jede Nacht, über Stunden, ist also in der Lage, einen Krebs an den betroffenen Organen zu verursachen. Wenn aber Gelenke und Knochen davon betroffen werden, spricht man von Arthrose. Es kann auch irgendwann zum Knochenkrebs kommen. Das dauert allerdings länger, auch abhängig von der Erdstrahlenqualität und von deren Intensität.

Der Grund dafür ist, dass langsame Neutronen aus der Erde, entsprechend deren Intensität, den gesunden Erdmagnetismus angreifen oder völlig zerstören. Ohne Erdmagnetismus werden die Zellen nicht oder kaum noch mit der notwendigen Elektrizität versorgt. Ohne ausreichende Elektrizität wird die Zellmembran nicht mehr aktiviert. Wenn die Zellmembran nicht mehr aktiviert wird, kann kein Sauerstoff ins Gewebe gepumpt werden. Wenn falsche Ernährung und Getränke dazu kommen, sinkt der pH-Wert und der Elektrolyt - Wert reicht nicht mehr aus, damit die schwachen Zellen von den Gesunden unterstützt werden.

Das bedeutet, dass unter dem Einfluss der Erdstrahlen beim menschlichen Körper oft keine Durchblutung mehr stattfindet und man friert im Bett. Frauen bekommen auf solchen Schlafplätzen meist unregelmäßige und oft sehr schmerzhafte Perioden. Das kann auch häufig der Grund für Kinderlosigkeit sein, weil das Hormonsystem durcheinandergebracht wird. Es ist der Grund, warum unfruchtbare Frauen erst nach einem Umzug oder nach einem Urlaub schwanger werden. Wenn allerdings eine Frau im Urlaub schwanger wird und sich Zuhause wieder auf den gestörten Schlafplatz legt, riskiert sie, ein behindertes Kind zur Welt zu bringen oder eine Früh-, bzw. auch eine Fehlgeburt zu erleben.

Ein damaliger Kunde sprach viel mit seinen Freunden über mein Hobby. Obwohl seine Frau angeblich nicht schwanger werden konnte, hatten sie nie etwas dagegen unternommen. Aus dem Urlaub zurück war sie schwanger. Sie ließ ihren Schlafplatz nicht untersuchen. Das Mädchen kam mit einer sehr schweren Behinderung auf die Welt. Dann riefen sie mich an, um den Schlafplatz zu untersuchen. Sie mussten das Zimmer wechseln. Ich fand es unfassbar.

### Unfruchtbarkeit war vorher

Ein Kunde und Großhändler der Sanitär- und Heizungsbranche sprach mich wegen guter Freunde an, die keine Kinder bekommen können. Ich sollte dort doch bitte nachschauen. Die Eheleute hatten es jahrelang versucht und fast aufgegeben, weil sie mittlerweile beide an die 40 Jahre alt waren. Natürlich fuhr ich sofort hin.

Das Bett musste aufgrund einer starken radioaktiven Strahlung aus der Erde verschoben werden. Aber trotzdem war noch eine Störung da. Das Ehepaar hatte das Haus vor längerer Zeit gekauft. Auf der ersten Etage sagte ich, dass eine heftige Störung aus dem Keller kommt. Der Mann sagte: „*Das ist unmöglich, wir haben nie etwas in den Keller gestellt. Er ist leer.*" Ich antwortete: „*Wenn ich sage, dass etwas aus dem Keller stört, dann ist es so.*" Wir gingen also in den Keller und er blieb dabei, mich davon überzeugen zu wollen, dass der Keller absolut leer ist und nie ein Gegenstand dort gelagert wurde. Währenddessen ging ich gezielt um eine Mauer herum und brachte ihm einen alten Kunststoffstuhl.

Als ich ihn fragte: „*Und was ist das?*", staunte er nicht schlecht und meinte, diesen Stuhl nie gesehen zu haben. Einige Monate später machte ich einen Kundenbesuch in deren Nähe und dort rief mir eine Frau mit dickem Bauch, roter Mütze und rotem T-Shirt von ihrem Fahrrad aus auf ihren Bauch zeigend zu: „*Hallo Herr Laforge, kennen sie mich noch? Hier drin sind Zwillinge, die ich in zwei Wochen auf die Welt bringen werde.*"

Meine guten Umsatzzahlen in dem Gebiet ergaben sich nicht nur wegen der technischen Unterstützungen, sondern auch wegen meines Hobbys. Man sagte mir ebenso eine große Zuverlässigkeit nach. Das war für den erfolgreichen Verkauf meiner technischen Produkte die absolute Krönung.

### Die Unikliniken und die künstliche Befruchtung

Meine Frau las in der Zeitung, dass ein Vortragsabend für Kinderlose bzw. unfruchtbare Paare in den Kliniken stattfindet. Sie meinte, dass ich dorthin fahren sollte, um über meine langjährigen Kenntnisse zu dem Thema zu informieren. Eigentlich wollte ich nicht hin, weil ich genau weiß, dass die Ärzte der Unikliniken nur Umsatz machen wollen und kein Interesse daran haben, dass die jungen Leute ihre Kinder auf natürlichem Weg bekommen. Das wäre ein zu großer Umsatzverlust für die Abteilung. Ich fuhr hin und hörte mir alle Theorien der ärztlichen Vorhaben an. Als die leitende Ärztin merkte, wovon ich sprechen wollte, verhinderte sie mit aggressivem Ton, dass ich weiterreden konnte.

Zum Schluss sprach ich mit zwei jungen Paaren und ermutigte sie, den Schlafplatz zu wechseln, dazu Elektrogeräte und Plastik aus dem Schlafzimmer zu verbannen. Ein Paar war sehr dankbar für den Tipp. Das andere Paar sagte dazu: „*Es ist bei uns nicht möglich. Wir haben ein Wasserbett. Es ist zu schwer, um verstellt zu werden.*" So dachte ich: „Bingo!" und ging weiter. Wenn sie den Weg deswegen zu den Unikliniken machen, könnte man denken, dass sie zum Nachdenken bereit sind. Manchen Leuten ist nicht zu helfen.

### Immer den Schlafplatz wechseln, wenn der Körper streikt

Ein Schlafplatzwechsel macht die meisten ärztlichen Diagnosen der Unfruchtbarkeit zu einem Flop. Das Hormonsystem regeneriert sich schnell. Eine Schwangerschaft entsteht schon nach weniger als sechs Monaten.

Auch die Wirbelsäule verkrampft sich an bestrahlten Schlafplätzen. Man steht morgens mit Rückenschmerzen auf, die man am Abend zuvor nach einen ganzen Tag Arbeit nicht hatte. Eine andauernde, mangelnde Durchblutung wegen Erdstrahlen im Bereich der Wirbelsäule kann eine vernichtende Wirkung für die betroffenen Bandscheiben bedeuten, weil sie dabei regelrecht getrocknet werden und somit ihre Flexibilität verlieren. Die 50 Hertz des Elektrosmogs geben den Rest dazu. Im eingeschlafenen Zustand versucht das Gehirn mit Frequenzen zwischen 7 und 100 Hertz eine Spannung der Bänder um ca. 40 Kilo zu halten. Diese Spannung dient dazu, dass die Wirbelsäule sich nicht bei jeder Bewegung in der Nacht verdreht. Die 50 Hertz des elektrischen Stroms werden vom Nervensystem übernommen. Sie schwingen genau in dem mittleren Bereich der Gehirnfrequenzen und schwächen so die motorische Steuerung der Bänder. Das geht solange, bis alle Wirbel nicht mehr zueinander halten. Die Bandscheiben müssen dann alles aufnehmen, obwohl sie nur zur Flexibilität der Bewegungen dienen sollten. Die Nerven sind meistens dabei eingeklemmt. Das tut weh.

Am besten ist, sich selbst mit dem Thema Wünschelrute zu befassen. Mit einer selbstgebastelten Wünschelrute fühlt man relativ schnell, wodurch die Gesundheit am Schlafplatz angegriffen wird.

**Und was ist mit den Haustieren? Ist es genauso?**

Haustiere werden teilweise aus Liebe (oder aus Dummheit und Egoismus) nicht nur krank, sondern auch noch fettgefüttert. Dies geschieht mit Futter aus der Dose aus industrieller Fertigung. Sie werden gefüttert, bis sie sich kaum noch bewegen können. Die Widerstandskräfte und Energiereserven des so lieben Hundes sind gefährdet.

Das ist nicht alles. Das Körbchen ist aus Kunststoff, die Decke und das Spielzeug auch. Alles steht auf Erdstrahlen, inklusive des Hundenapfes.

Der Hund verweigert den Platz und legt sich lieber woanders hin: da wo er sich gut fühlt. Das geht solange, wie das liebe Frauchen oder Herrchen das arme Tier in seinen Korb zwingt, bis es sich dran gewöhnt und aufgibt. Dafür bekommt er reichlich Leckerlis, die ihn obendrauf noch mehr vergiften. Das Hündchen kommt auch ins Bett zu „Papa und Mama“, da wo es schön warm ist. Der Hund spürt somit nicht mehr den kalten Angriff durch den Krebspunkt.

Katzen wissen sich besser als Hunde zu schützen und werden deshalb seltener krank. Gegen die verbreiteten und verdichteten Plastik- und Metallstörungen im Hause können jedoch auch Katzen wenig machen.
Das gilt auch für Kühe und Pferde mit zu wenig Platz im Stall.
Einer meiner Cousins aus Frankreich war im Besitz des Rennpferdes „Girolle", das auch am großen Preis von Hannover teilgenommen hatte. Das Pferd bekam eines Tages eine neue Box und fing damit an, seinen Oberkörper seitlich hin und her zu bewegen, bis es Rheuma bekam. Dabei wollte das Tier nur den negativen Effekten von Erdstrahlen ausweichen. Der endgültige Fehler war, beide Seiten der Box so auszupolstern, dass das Pferd sich nicht mehr seitlich bewegen konnte. Schließlich wurde es verkauft, weil es nicht mehr rennen konnte. Es bekam somit eine neue Box und hat ziemlich schnell wieder Preise gewonnen.

**Wie macht man das mit der Wünschelrute?**

Wie geht das? Kann ich das auch?
Fakt ist: solange ich lebe, kann ich das. Die Natur hat uns diese Gabe zum eigenen Schutz mitgegeben.

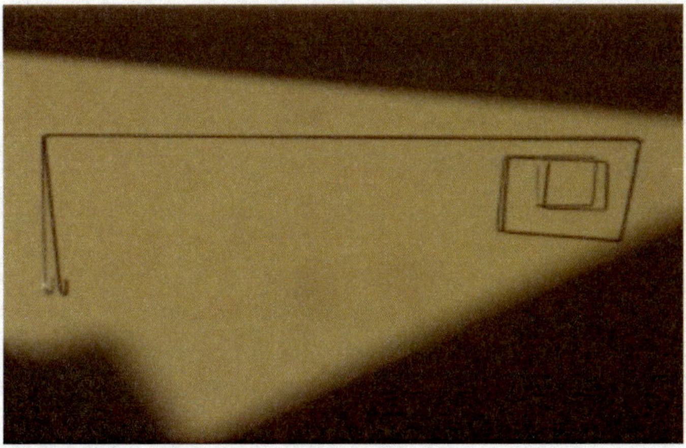

Mit einem Stahldraht von 1 mm Durchmesser und 1 m Länge, z. B. aus dem Modellbau, biegt man einen Griff, wie auf der linken

Seite der Darstellung zu sehen. Die andere Seite wird, wie rechts in der Darstellung zu sehen, entweder eckig oder einfach rund, wie aufgerollt geformt. Mit dieser Form wird seitlich ein größerer Widerstand gegen Strahlen erzeugt. Man wird dadurch schneller für die Strahlung sensibilisiert, oftmals schon nach wenigen Minuten.
Diese Wissenschaft ist im Mittelalter verloren gegangen, als der Graf vom Priester wünschte: „Halte sie dumm, ich halte sie arm.“ Bis dahin wurden alle Kirchen auf besonderen Strahlungen erbaut. Der Altar und die Kanzel standen z. B. immer auf Kreuzungen von molekular rechtsdrehenden Wasseradern und dabei war auch die Intensität der Strahlung maßgebend. Wenn ein Kreuz im Boden des Mittelschiffs einer alten Kirche zu sehen ist, so ist ebenso eine Wasserader-Kreuzung darunter vorhanden. Deren Strahlung vermittelt dem Priester eine höhere Autorität während seiner Predigt. Das merkt zwar niemand bewusst, aber es wirkt eben.

**Wünschelrute für Anfänger – Jetzt kann geübt werden**

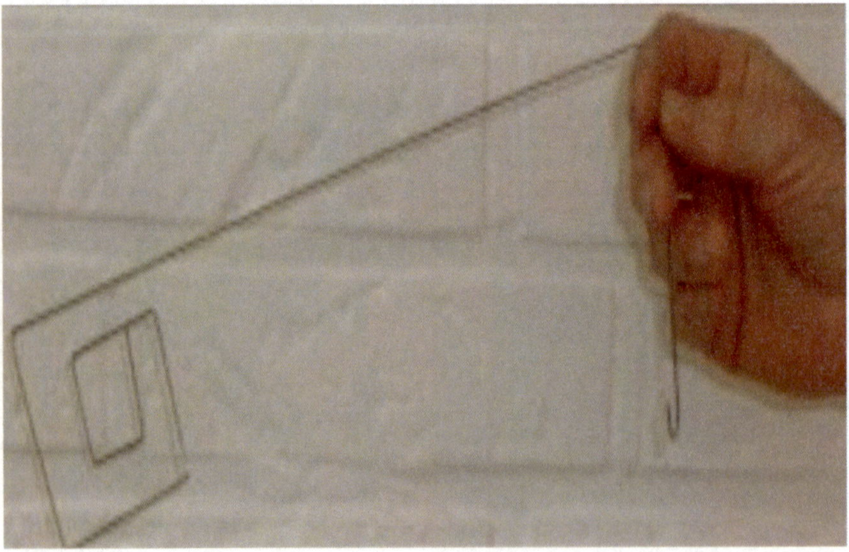

Die Rute wird, genauso wie im untenstehenden Bild gezeigt, festgehalten. Man hält sie leicht nach vorne geneigt und hält das Gleichgewicht ihrer vorderen Spitze so, dass die Rute nicht von alleine nach links oder rechts kippt. Mit dem leichten Druck des Daumens wird die Rute stabilisiert. Sie darf dabei nicht zu tief nach vorne geneigt werden, damit sich ein Gefühl für ihr Gleichgewicht entwickeln kann.

Die Handhabung dieser Rute ist für jeden Menschen – zum natürlichen Selbstschutz – minutenschnell erlernbar. Solange ein Mensch lebt, verfügt er über ein natürliches, elektrisches Potenzial. Jeder kann mit einer solchen Rute umgehen. Mit einer Weidenrute hat der Mensch schon in der Antike lebensnotwendiges Wasser finden können. Ich sage immer: Wer es nicht kann, lebt bereits nicht mehr.

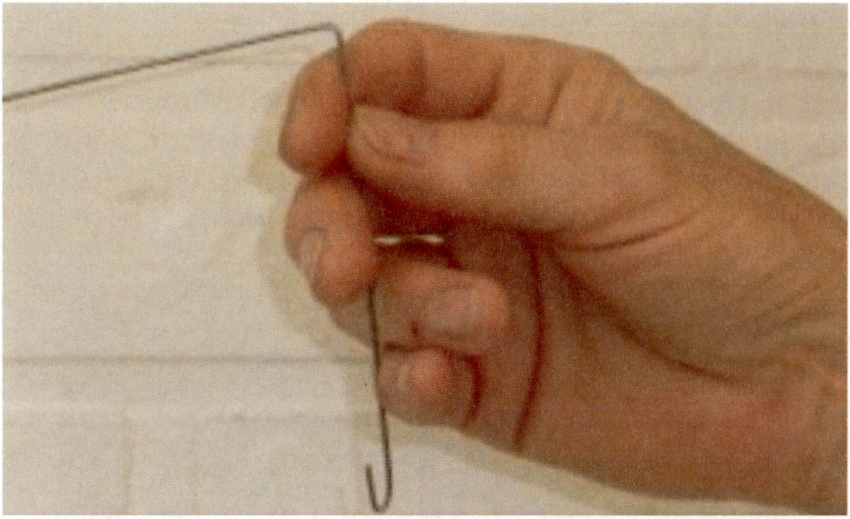

Wichtig: Man sollte nicht mehr als 10 Minuten täglich üben, damit das Herz nicht unnötig belastet wird. Übrigens: Wer sich vegetarisch ernährt, wird meist schneller sensibilisiert.

Im Prinzip funktioniert es wie beim Laufen lernen, Radfahren, Skifahren, Schwimmen usw. Sobald man sich langsam seitlich bewegen kann, ohne dass die Rute nach rechts oder links kippt, ist man schon in der Lage, das eigene Bett auf Erdstrahlungen zu testen. Man geht dafür sehr langsam vom Kopf bis Fuß mit der Rute über die Bettmitte, dann zur linken und rechten Seite und stellt sich dabei vor, mit dem Rücken auf dem Bett zu liegen. Falls man auf einen Widerstand stößt, sollte man sich fragen, ob die eigenen Beschwerden sich auch in diesem Bereich des Körpers auf dem Bett befinden.

Sobald man sich mit dem Gleichgewicht der Rute sicher fühlt, beginnt man sich in einem Raum nach rechts oder links langsam und seitwärts zu bewegen, bis man irgendwo einen Widerstand deutlich spürt. Dann übt man immer wieder entgegen dieses Widerstandes zu gehen, um so immer sensibler mit der Rute umgehen zu können.

**Wünschelrute für Fortgeschrittene**
**Die Wünschelrute von Dr. med. Hartmann**

Erst wenn man mit dieser selbstgebastelten Wünschelrute gut zurechtkommt, sollte man mit der Rute von Dr. med. Hartmann anfangen. Diese und andere Ruten erhalten Sie bei der Gesellschaft für Geobiologie m.b.H. Es gibt sie in einem Durchmesser von 4 mm und 5 mm. Ich empfehle die 4 mm.

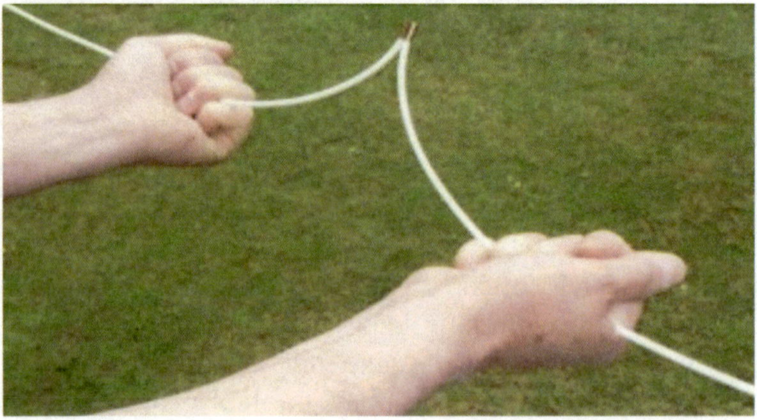

Auf dem Bild sehen Sie, wie die Wünschelrute gehalten wird.

Mit der Rute von Dr. med. Hartmann kann man die bereits gefundenen Plätze kontrollieren, um die übrig gebliebenen Störungen durch Metalle und Kunststoffe zu finden und zu entsorgen. Dann sollte man auf einem neuen guten Platz zunächst einen Gesundheits-Liegetest machen, dann noch einmal auf dem alten Platz, je 15 Minuten. Danach noch einmal für eine Minute auf dem neuen Platz. Dann sollte man das Bett umstellen und man wird seine Beschwerden verlieren und eventuell wieder gesund werden.

**Arbeit mit dem Pendel**

Sobald die Übungen mit beiden Wünschelruten ausreichen, um sicher zu gehen, ist man soweit, um ein Pendel zu verwenden. Mit dem Pendel ist es dann möglich, sehr schnell und sehr präzise die besten Schlafplätze in einem Haus zu finden. Ruten gehen und Pendeln ist ein spürbares Phänomen von natürlicher Kernphysik, denn man spürt dadurch natürliche Radioaktivität aus ihrer ionisierten Strahlung. Immer wieder kommt zu diesem Thema die Äußerung „*Ich glaube nicht daran*". Derjenige sollte sich erst mit dem Thema beschäftigen, eh er sein Unwissen kundig macht. Wer versucht sich mit Wünschelrute und Pendel zu beschäftigen, wird verblüfft sein, seine bisher noch unbekannten Fähigkeiten plötzlich zu entdecken. Es bedarf etwas Übung, dafür aber kann es lebensrettend sein. Je lockerer der konzentrierte Mensch bleibt, umso schneller entwickeln sich die Gefühle dazu, und umso schneller die Ergebnisse.

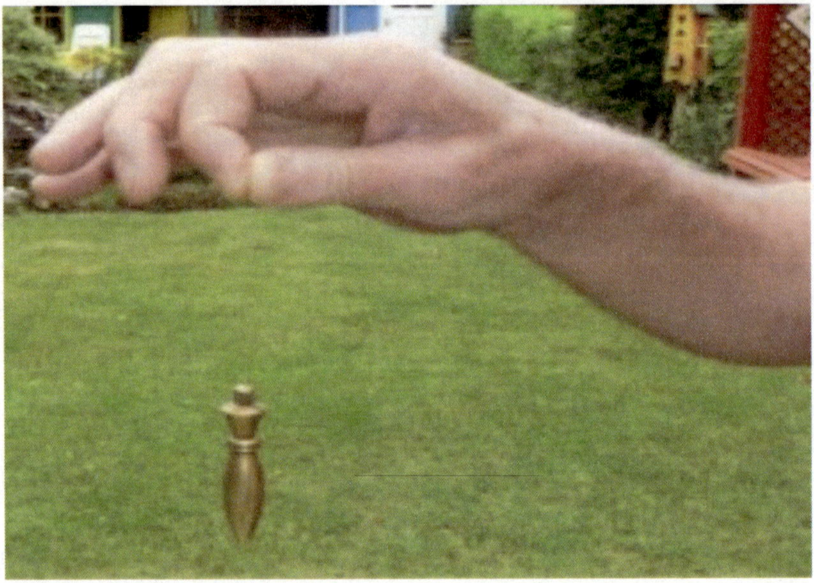

Kernphysik ist die Wissenschaft, sich mit unsichtbarer Materie zu befassen. Zwei Drittel eines Menschen sind auch unsichtbar: Seele und Geist. Nur ein Drittel eines Menschen, der Körper, ist sichtbar. Dieser funktioniert quasi wie ein Roboter, weil er seine Befehle aus dem Geist bekommt, je nachdem über welche Intelligenz dieser verfügt. Die Seele steht für Träume, Intuitionen und Fügung des eigenen Lebens. Sie vermittelt dem Geist, welche Funktionen und Aufgaben er zu koordinieren hat. Wünschelruten gehen und Pendeln gehören genau zu diesen Aufgaben.

Für Adressen wie auch weitere Vorgehensweisen, um störende Gegenstände und Strahlen zu finden, empfiehlt es sich, in meinem Buch mit dem Titel "Gesundes Haus – Gesunder Mensch" ausführlicher über das Kapitel Strahlenkunde zu lesen. Auch auf dem Videokanal „youtube“ findet man viele hilfreiche Videos zum Thema Wünschelrute.

**Bitte, kurz nachdenken!**

Wenn wir erfahren, dass die Menschen des Volkes der Honzas am Fuß des Himalayas bis zu 135 Jahre leben, so kann man davon ausgehen, dass wir wertvolle Jahre verschenken.

Rudolf Breuß in Österreich hat seine Praxis im Alter von 106 Jahren weitergegeben, als er merkte, dass er doch irgendwann in Pension gehen sollte. Rudolf Breuß war auch wie der Amerikaner Edgar Cayce, einer der besten Naturheiler. Sein einfach geschriebenes Buch „Krebs und Leukämie" wurde in sieben Sprachen übersetzt. Auch er wusste genau, wodurch Krebs entsteht. Er entwickelte auch die Breuß´sche Massage der Wirbelsäule, womit es gelingt, die Bandscheiben wieder zu befeuchten. Diese Massage ist in meinem Buch, „Die verborgenen Krankmacher" genau beschrieben. Die Massage wirkt Wunder.

Vor 35 Jahren verabreichte ich meiner Tante, inzwischen 89 Jahre, die Breuß´sche Massage. Sie konnte damals kaum noch laufen und hat sich bei Autofahrten bis zu 10 Kissen eingepackt, um ihre furchtbaren Rückenschmerzen zu mildern.

Nach der zweistündigen Massage war sie so fit, dass sie bald darauf täglich tanzen ging, weil ihre Schmerzen völlig verschwunden waren. Das hielt bis vor wenigen Monaten, als sie im Urlaub unglücklich gefallen war. Wir haben sie vor kurzem in Paris besucht und die Massage wiederholt. Sie ist wieder fit, geht viel spazieren und kann wieder mühelos die Treppen hochgehen.

Beide, Breuß und Cayce, waren ursprünglich Elektrotechniker. Da der Mensch ein elektrochemisches Aggregat ist, waren sie besser als jeder Arzt in der Lage, die elektrischen Funktionen der Organe und der Nervenbahnen zu verstehen. Somit konnten sie den Einfluss der Erdstrahlen auf das Leben besser verstehen. Erdstrahlen sind Radioaktivität. Radioaktivität ist ein elektromagnetisches Ereignis, das Leben vernichtet, ähnlich Tschernobyl, Fukushima und mehr. Diese Ursachen aus der Natur sind in meinem Buch „Gesundheit zum Selbermachen" genauestens beschrieben.

Eine Krankheit bekommt man also überwiegend im Bett, auf einem Platz, wo der Erdmagnetismus durch Neutronen aus der Erde gestört ist. Man schläft sozusagen, ohne es zu ahnen, auf ähnlichen Strahlen wie in Tschernobyl. Dazu kommt, dass der Mond alle Strahlungsformen zwischen Mitternacht und 5 Uhr verstärkt. Bei Vollmond werden diese Strahlen sogar bis um das Siebenfache stärker, ob natürlicher oder künstlicher Art. Bei Vollmond können viele nicht gut schlafen, weil der Körper signalisiert, dass etwas nicht stimmt. Das ist kein Zufall. Dagegen werden Schlaftabletten eingenommen, um den Körper zu betäuben. So bekommt jede Krankheit ihren freien Lauf. Durch Erdstrahlen gibt es sogar Alp - oder Angstträume und durch Plastik sind es dumme Träume, Träume ohne Zusammenhang.

Darüber bitte besonders nachdenken: Der Schlafplatz bedeutet, ein Drittel des Lebens auf nur zwei Quadratmetern Fläche zu verbringen. Gerade während der Nacht tobt sich der Mond aus, um die vernichtenden Strahlen zu verstärken. So entsteht Krebs, wie auch viele andere Krankheiten, je nach Art der Strahlungsbündelungen und auch deren Intensitäten. Tagsüber, gegen Mittag, ist die Sonne dagegen besonders aktiv, um alle Strahlenformen weitgehend zu unterdrücken. Beim Mittagsschlaf an derselben Stelle wie in der Nacht schläft man so fest, dass man nach zehn Minuten besser ausgeschlafen ist, als nach der ganzen Nacht. Komisch, oder?

Klar ist, dass ein richtiges Schlaflabor nur in eine ungestörte Natur gehört: wegen der negativen Luftionisation sollte es möglichst nah an einem Wald platziert sein. Das Labor besteht aus einer reinen Holzhütte ohne Erdstrahlen unter dem Schlafplatz, ebenso darf es dort keinen Elektrosmog geben. Der Boden ist aus Holz oder Kork. Das Bettgestell und der Lattenrost sind aus Holz. Die Matratze ist biologisch, absolut ohne Kunststoff bzw. Synthetik-Anteilen. Bettdecken sind ebenso aus reinen Naturstoffen, wie zum Beispiel Wolle oder Baumwolle. Die Kissen sind aus biologischem Latex, Rosshaar oder aus Schafswollkügelchen. Es gibt keine Geräte und keine Schläuche mehr. So sollte ein richtiges Schlaflabor aussehen und nicht mit zig Elektroden am Körper. Nur denken muss man! Ein anderes Beispiel für die herrschende Dummheit unserer Zivilisation sind die Naturvölker, die ohne Ultraschall auch gesunde Babys bekommen. Sie brauchen kein Babyfone mit Elektrosmog und keine Polyester-Kuscheltiere für die lieben Kleinen.

-------------------

Eine nette Postkarte vor Weihnachten als Beispiel von Unfruchtbarkeit:

*„Sehr geehrte Herr Laforge,*

*Sie haben uns mit Ihrer Frau besucht und beraten. Einige Ihrer Ratschläge haben wir sofort erledigt, wie z.B. Betten umstellen, Kunststoffteppiche entfernen etc. Was unmöglich schien, ist dann eingetreten: obwohl uns attestiert worden war, dass unser Kinderwunsch medizinisch nicht realisierbar sei, haben wir jetzt eine gesunde kleine Tochter, die im Februar geboren wurde. Sicher können wir nicht nachweisen, dass geopathische Einflüsse für die Schwangerschaft eine Rolle spielten. Wegen der jahrelangen Vorgeschichte und Ihrer Beratung sind wir aber überzeugt davon. Vielen Dank und ein schönes Weihnachtsfest.*

*Michael Ges.... „*

--------------------

Jahre später traf ich dieselben Leute zufällig beim Einkaufen. Sie waren überglücklich mit ihren vier Kindern. Das ist ein Beispiel von Unfruchtbarkeit nach schulmedizinischen Untersuchungsmaßstäben. Wenn alle, die in denselben Situationen waren, sich schriftlich bedanken würden, dass sie nun doch endlich ein Wunschkind trotz angeblicher Unfruchtbarkeit bekommen haben, so hätte ich einige hundert Briefe vorzuweisen. Die Menschen bedanken sich leider nicht mehr.

2012 gab es in Nordrhein-Westfalen so viele kranke und totgeborene Kinder wie nie zuvor. Solche Nachrichten tun mir besonders weh, weil ich davon überzeugt bin, dass es nicht sein muss, zumindest nicht in diesem Ausmaß.

Folgende Meldung erschien in Dezember 2012 in der Tagespresse: *„Mehr Kinder in NRW gestorben*

*In Nordrhein-Westfalen sind in 2012 mehr Kinder gestorben als im Jahr davor. Mit 883 Toten im Alter unter 14 Jahren stieg die Zahl um 3,2 Prozent. Es starben 492 Jungen und 391 Mädchen. Fast 70 Prozent oder 611 von ihnen wurden kein Jahr alt, 237 überlebten nicht einmal die ersten 24 Stunden. Die häufigste Ursache (rund 25 Prozent) für den Tod von Kindern lag an Tumoren. Ca. 15 % der Kinder starben durch fremde Ursachen, wie durch Unfälle.“*

**Nicht nur Unfruchtbarkeit,**
**Vorsicht mit Spielzeugen und Plüschtieren**

Ein früherer Kunde aus der Nähe hatte zwar nie über meine Erkenntnisse gelacht, dafür war ich in der Branche als viel zu ernst und zuverlässig bekannt. Eines Abends hörte ich meine Mailbox ab. Er hatte sich schon zwei Mal am selben Tag gemeldet und um Rückmeldung gebeten.

Er sagte am Telefon: „*Guy, Du muss so schnell wie möglich kommen, meine siebzehnjährige Tochter ist über Nacht vollkommen erblindet. Die Ärzte können nicht helfen, ich habe an Dich gedacht.*“

Als ich kam, fand ich eine extrem starke Störung (Krebspunkt) im Kopfbereich, die mit einem Plüschtier aus China deutlich verstärkt wurde. Das Bett stand erst seit sechs Monaten an der Stelle. Die Mutter des Mädchens führte den Liegetest aus. Sie war dermaßen sensibel, dass sie nach zwei Minuten aufstehen musste. Sie erfuhr zum ersten Mal in ihrem Leben, wie sensibel sie war. Ich fragte das Mädchen, was sie in ihrem Alter noch mit so vielen Plüschtieren im Bett will. Ich fand weitere störende Kunststoffe, auch auf einer Etage tiefer. Alles wurde sofort entfernt, bis auf ein altes Plüschtier aus der Kindheit. Das wurde auf ein Regal zwei Meter höhergestellt. Das Bett wurde auf einen strahlenfreien Platz umgestellt. Die Mutter machte wieder einen Liegetest und wäre dabei fast eingeschlafen. Sie machte den Liegetest in ihrem Bett und fragte, wo die besseren Stellen sind. Ich antwortete: „Im zweiten Geschoss." Sie testete es auf dem kalten Boden und war sofort überzeugt.

Der Mann war verunsichert und fragte: „Du wirst wohl nicht unterm Dach schlafen wollen?" Ihre Antwort war: „Du kannst ruhig unten bleiben, ab heute schlafe ich oben." Das Mädchen konnte am nächsten Tag mit dem linken Auge wieder sehen, das rechte Auge war zwei Tage später wieder voll da.

Naturvölker sind im Vergleich sehr empfindsam und legen sich nur auf ungestörte Plätze, wie aus der Tierwelt bekannt. Sie fühlen diese Plätze sofort. Leider macht die Verteilung von Kunststoff und Metallen auch vor der dritten Welt keinen Halt. Bettgestelle aus Eisen und Kunststoffeimer in den Hütten könnten sehr bald ihre Situation gefährlich verändern.

**Unsere Bekannten und Freunde kennen die Erdstrahlen und Kunststoff-Störungen**

Als wir unser Haus 2003 nach einer diskreten Strahlenuntersuchung kauften, waren wir nach dem Einzug überrascht, warum der Krankenwagen so oft in der Nähe zu hören war. Wir erfuhren schnell, dass in einem Haus der Mann kurze Zeit nach dem Einzug im Jahr 1978 sehr krank wurde, und er häufiger auf die Intensivstation eingeliefert wurde. Wir sprachen diese Leute bezüglich einer Schlafplatzuntersuchung an.

Der Mann hatte seit dem Einzug vor 39 Jahren keine einzige Nacht mehr richtig geschlafen. Damals war er gesund und seit einigen Jahren ist er nun in einem Rollstuhl. Ich fand die erwarteten Störungen an seinem Schlafplatz und schlug vor, das Bett um einen Meter zu schieben.

Die Frau meinte, dass sie in seiner Abwesenheit nichts ändern möchte, weil er sonst nicht zu genießen sei. Menschen, die nicht schlafen können, werden oft sehr aggressiv. Wir schoben das Bett dann doch an die richtige Stelle und entfernten alle störenden Plastikteile und Metalle aus dem Schlafzimmer. Als er aus dem Krankenhaus zurückkam und das verstellte Bett sah, wurde er wütend. Er konnte aber selbst nichts mehr verändern. Er legte sich am selben Abend in sein Bett, war in wenigen Minuten eingeschlafen und schlief durch bis sieben Uhr morgens. Ab dem Tag waren die Bücher überflüssig. Er ging täglich um sieben Uhr zu Bett und schlief durch bis acht Uhr morgens. Er verlor seine Aggressivität. Er starb leider drei Jahre später, weil er zu viel Marcumar eingenommen hatte. Das Blut kam durch die Hautporen.

Wenn man einen guten Schlafplatz hat, dann funktioniert die Durchblutung auf eine natürliche Weise und von alleine. Ich ging davon aus, dass die Ärzte den Bedarf an Marcumar bei jedem Besuch überprüfen. Diese Überprüfungen haben nach der Bettumstellung nicht stattgefunden. Das Blut wurde zu dünn.

Eine weitere Frau aus der Umgebung, die wir näher kannten, wollte überhaupt nichts von meinen Kenntnissen wissen und war nur von der Schulmedizin überzeugt. Sie hatte aber von dem Mann, der in der Nähe wohnte und seinem guten Schlaf erfahren.

Sie selber konnte seit Jahren nicht gut laufen und hatte Herzprobleme. Als ich meiner Frau mitteilte, dass die Frau vor einer Woche wieder von einem Krankenwagen abgeholt wurde, wurde meine Frau wütend. Sie ging zu der Familie und fragte den Ehemann an der Tür deutlich, ob sie denn immer noch nicht kapieren, dass es am Schlafplatz liegt. Sie wussten doch von meinen Heilerfolgen.

Die Frau war gerade von ihrem Mann aus dem Krankenhaus abgeholt worden. Das wussten wir nicht, sie saß im Wohnzimmer und hatte gehört, wie meine Frau mit ihrem Mann schimpfte. Daraufhin rief sie sinngemäß aus dem Wohnzimmer: „*In Gottes Namen, dann soll er doch kommen.*" Also kam ich sofort.

Ich spürte, dass im Schlafzimmer etwas nicht stimmte und ging sofort ins Zimmer des Sohnes, zeigte der Frau einen Platz am Boden und bat sie, den Liegetest für fünfzehn Minuten zu machen. Im Zimmer des Sohnes gab es ausreichend Platz für ein Ehebett. Mit ihrem Mann gingen wir während der Zeit in ein drittes Zimmer, um einen Platz für den Sohn zu finden. Für eine Person braucht man nicht so viel Fläche.

Nach 15 Minuten fragten wir die Frau, wie sie sich an der Stelle fühlte. Sie empfand die Stelle als warm und weich, obwohl sie auf dem kalten und harten Boden lag. So bat ich sie, denselben Test in ihrem Bett ebenso für 15 Minuten zu machen. In weniger als fünf Minuten kam sie mit einem sehr roten Kopf wie eine Furie aus dem Zimmer und rief aggressiv: „*Was habt ihr mit meinem Bett gemacht, mir schießt das Blut in den Kopf.*“ Ihr Mann antwortete ruhig und gefasst: „*Was sollen wir mit deinem Bett gemacht haben?*“ Sie kam schnell und sich fragend zur Besinnung. Darauf sagte ich ihr: „*Jetzt weißt du, weshalb du krank bist.*“

Das Ehebett wurde am selben Tag in das Zimmer des Sohnes umgestellt. Der Sohn bekam dafür ein anderes Zimmer. Das Eheschlafzimmer wurde zum Büro umgebaut. Man sieht die Frau Fahrrad fahren und mit dem Hund spazieren gehen, so, als ob nie etwas gewesen wäre. Der Krankenwagen wurde seit Jahren nicht mehr gesehen.

Als Anfang Januar 2013 der Sohn krank im Bett lag oder von seiner Mutter zu den verschiedensten Ärzten gefahren wurde, wurde ich nachdenklich. Sie hatten das Bett damals nicht nach meinen Angaben umgestellt und nicht alle Kunststoffe entsorgt. Der Sohn schlief so jede Nacht auf einen intensiven Krebspunkt. Deshalb war sein Rücken so krank. Er befürchtete, ein Vorstellungsgespräch zwei Wochen später nicht wahrnehmen zu können. Als ich ihn zufällig Ende Mai sah, wie er von seiner Mutter gestützt ins Haus wollte, sprach ich ihn an. Da spürte ich die Krebsinformation in seinem Bauch, genau in dem Bereich, wo er auch krank war. Wir stellten das Bett richtig und entfernten die störenden Kunststoffe.

Seinen Rücken machten wir auf meiner speziellen Hängeliege wieder fit. Durch das Hängen an den Füßen deblockierte sich sein Rücken. Die Schmerzen waren weg. Ich ließ seinen Vater Johannisöl besorgen und die Breuß´sche Massage an seinem Sohn machen, um die Bandscheiben wieder zu mobilisieren. Er hat den Job bekommen und ist sehr happy darüber. Er hat sich fünf Monate mit starken Schmerzen umsonst gequält. Keiner der Ärzte, ob in Kliniken oder sonst wo, hatte ihm helfen können.

Als die Frau ihren Geburtstag vor drei Jahren feierte, fragte eine Person: „*Sag mal, was ist mit deiner Krankheit, man merkt nichts mehr davon?*" Daraufhin zeigte sie auf mich und sagte: „*Er hat mich geheilt.*" Die Frau überlegte und fragte mich: „*Kannst Du auch Krebs heilen?*" Ich antwortete, dass Krebs zu meinen Hobbys gehört, aber man kann nie im Voraus wissen, ob der Betroffene noch ausreichend Zeit und Chancen auf eine Heilung hat.

Sie antwortete, dass Ihr Bruder einen unheilbaren Krebs hat und höchstens noch drei Monate zu leben hat. Am nächsten Morgen fuhr ich zu dem hoffnungslos krebskranken Bruder. Ich fand die natürliche Krebsursache und beseitige alle Kunststoffverstärker. Ich gab die passenden Ernährungsratschläge dazu. Seit drei Jahren geht es dem Bruder gut und die medizinischen Prognosen des frühen Sterbens trafen nicht mehr zu.

Anbei der Dankesbrief dazu aus 2012 von seiner Schwester:

***Betreff: Krebserkrankung***

*„Hallo Guy,*

*vor einem Jahr habe ich dir von der Krebserkrankung meines Bruders erzählt. Die Ärzte gaben ihm ca. drei Monate, da es sich um einen kleinzelligen Lungentumor handelte.*

*Nachdem wir die Ernährung und das Zimmer auf deinen Rat hin umgestellt haben und auch weitgehend auf Plastik verzichtet hatten, kann ich Dir mitteilen, dass mein Bruder noch lebt und dass die Ärzte ihm bescheinigen, dass das ein Phänomen sei, insbesondere bei der Diagnose. Die Aussichten für die Zukunft sind auch recht gut. Zwar muss er immer noch Chemos bekommen, die aber jetzt in einer geringeren Stärke verabreicht werden. Ich persönlich bin fest davon überzeugt, dass es was mit dem Umstellen des Zimmers zu tun hat, denn es kann kein Zufall sein, dass der Krebs erst auftrat, als er in diese Wohnung gezogen ist und dass eine deutliche Verbesserung seines Zustandes mit dem Umstellen des Zimmers begann. Ich möchte allen nur raten, neben der Schulmedizin auch Alternativen auszuprobieren und dafür bis du der richtige Ansprechpartner. Danke noch mal und liebe Grüße,*

*Conny J."*

Drei Jahre später lebt der Bruder nach wie vor. Die konsequente Ernährungsumstellung ist nämlich solange wichtig, bis der Krebs völlig verschwunden ist. Es genügt nicht, die Ursachen zu beseitigen, wenn das „Kind“ Krebs bereits geboren ist. Ein Krebs ist ein Lebewesen, das nur sterben kann, wenn man es aushungern lässt. Mehr darüber in dem Buch „Die verborgenen Krankmacher“.

Noch ein Beispiel:
Eines Tages besuchte mich ein Matratzenhersteller aus der münsterländischen Stadt Billerbeck. Er gab sich größte Mühe, absolut biologische Produkte mit einem Latexkern herzustellen. Seine Frau begleitete ihn. Er verwendete Latexkerne aus Malaysia. Die Latex-Komponenten aus Malaysia sind alles andere als biologisch. Wenn man sich darauf eine Viertelstunde auf dem Rücken absolut ruhig, wie beim Liegetest, legt, dann fängt es an zu kribbeln und man bekommt keine Ruhe, weil der Körper sich durch sein Kribbeln oder leichtes Pieken der Haut wehrt. Es ist aber wichtig, nachdem ein guter Schlafplatz frei von Erdstrahlen, Plastikstörungen und Metallen gefunden wurde, den Liegetest an derselben Stelle auf der Matratze zu wiederholen und dann noch einmal mit dem Kissen. Sobald es wieder anfängt zu kribbeln, weiß man, weshalb man nicht ruhig schlafen kann. Jedenfalls fiel mir schnell auf, dass die Frau des Matratzenherstellers unter der Mütze etwas versteckte. Das beunruhigte mich. Sie war nicht sehr gesprächig, also fragte ich sie, ob bei ihr alles in Ordnung sei.

Sie antwortete, dass sie einen aggressiven Krebs habe und mehrere Chemotherapien dagegen bekommen hat. Die Haare sind zwar weg, aber sie kommen bestimmt wieder. Sie hatte ihr Kind vorsichtshalber in Münster, in einer Gruppe „Kinder von krebskranken Eltern“ therapieren lassen. Sie meinte nun, dass es ihr bestens geht, der Krebs ist weg und es geht aufwärts. Daraufhin empfahl ich ihr, das Bett umzustellen, weil sonst die Gefahr besteht, dass der Krebs wiederkommt. Das nahm sie, wie viele andere, nicht ernst, und sagte: „*Nein, es geht mir gut.*“ Mit einer solchen Erfahrung hätte ich angenommen, dass sie meine Aussage ernster nimmt und nachfragt, was gemeint ist. Klar war für mich, dass die Frau einen stark gestörten Schlafplatz hat, wie bei allen Fällen von Krebs. Daraufhin machte ich ihr ein Angebot. „*Falls aber ihr Krebs wiederkommen sollte, dann rufen sie mich bitte gleich an und ich komme sofort.*“

Es dauerte kaum ein Jahr, bis sie sich meldete. Dabei war es dringend. „*Herr Laforge, mein Krebs ist wieder da, können sie schnell kommen?*“ Eine Stunde später, am Vorabend meines Urlaubs, fuhr ich also zu Ihr. Dort fand ich eindeutig und sehr genau den Krebspunkt und empfahl, das Bett neunzig Grad zu drehen und ca. einen Meter von der Wand wegzuschieben. Dann bat ich sie, den Liegetest zu machen.

Mithilfe ihres Mannes entfernte ich alle Plastikstörungen aus dem Raum und den Nebenräumen. Der ganze Plastikmüll mit seinen Strahlungen hatte selbst ausgereicht, um einen Krebs zu verursachen. Dann stellte ich fest, dass eine extrem starke Störung aus dem Garten kam. Das bürgerliche Haus, Anfang des 20. Jahrhunderts erbaut, hatte sehr hohe Räume und war weitgehend biologisch gebaut worden, mit Holzböden und mehr. Das reicht aber nicht gegen Krebs. Also sagte ich zu dem Mann, dass wir in den Garten müssen, da kommt eine starke Störung her. Und wie immer hieß es: „*In dem Garten ist nichts.*“ Das stimmte, bis auf ein selbstgebasteltes Metallgestell aus Baustahl, das als Regal für eine Essecke im Sommer diente. Das Regal stand auf einem extrem starken natürlichen Krebspunkt. Das Regal übernahm die Krebsfrequenzen und sendete diese unglücklicherweise Richtung Elternschafzimmer. Wir schoben das Regal um ca. einen Meter vom Krebspunkt weg. Die Frau wurde schnell wieder gesund.

Hier ist Ihr Dankbrief:

*„Sehr geehrter, lieber Herr Laforge,*
*als ich die schlimme Nachricht im April 2011 erhielt, dass das Non-Hodgin-Lymphom wieder aufgetreten ist, sind Sie kurzentschlossen und noch vor der Abreise in den Urlaub zu uns gefahren, um insbesondere meinen Schlafplatz zu untersuchen. Wir verstellten mein*

*Bett etwas, räumten den Schreibtisch weg und ganz viel Kunststoff. Außerdem wurde noch draußen ein Metallregal verstellt.*
*Ich bin davon überzeugt, dass diese Veränderungen am Schlafplatz, in Verbindung mit anderen Therapien, eine komplette Remission des Rezidivs ermöglicht haben. Vielen Dank und herzliche Grüße, im Januar 2013 von Andrea K.“*

Ja, nicht glauben reicht also nicht aus. Das kann das Leben kosten. Besser ist es also, sich mit dem Thema zu befassen, mindestens aber den Liegetest zu machen. Das macht klug. Man sollte besser lernen, mit der unsichtbaren Natur umzugehen. Krebs ist nicht nötig, wie auch viele andere Erkrankungen, wenn wir die Natur und alle ihre Eigenschaften respektieren. Dafür stellt uns die Natur Fallen, wie die der aggressiven Erdstrahlen und der Schlaftabletten. Eigentlich will sie damit nur testen, ob wir schlau genug sind, um nachzudenken und um sie besser zu respektieren. Wenn wir der Meinung sind, dass wir schlauer und stärker als die Natur selbst sind, dann sind wir bald überflüssig und müssen uns wahrscheinlich früher und qualvoll von Mutter Erde verabschieden. Unser Schöpfer bestraft uns nur, wenn wir nicht zur Besinnung kommen.

Und noch ein frisches Beispiel aus Oktober 2013.
Wir gingen am Kanal in der Nähe spazieren. Ein 82-jähriger Mann war dabei, auf einer Leiter Pflaumen zu pflücken. Seine Frau stand unten mit ihrem Rollator. Wir sprachen die Leute wegen den Pflaumen an. Es fiel uns auf, dass es den beiden nicht gut ging. Er hatte mehrere Operationen hinter sich, darunter zwei neue Hüften. Seine Frau hatte vor einiger Zeit einen Schlaganfall bekommen und ihre linke Hand war seitdem taub. Auch sie hatte eine künstliche Hüfte.

Sie waren sehr nett. Sie gaben uns sogar Pflaumen, die er so mühevoll gepflückt hatte. Als Wiedergutmachung verabredeten wir uns einige Tage später zum Kaffee. Wir kamen mit Messgeräten und erklärten unser Vorhaben.

Der Standort des Bettes war katastrophal. Es waren mehrere Krebspunkte vorhanden, die durch Kunststoffe aus dem Schrank und aus dem Keller verstärkt wurden. Wir haben natürlich mit dem Einverständnis des Ehepaars sofort das Bett umgestellt. In dem Alter stellen Menschen ihr Bett nicht mehr so schnell um. Zwei Tage später rief der Mann an, um sich zu bedanken. Er hatte nie gut geschlafen und musste zuletzt bis zu achtmal jede Nacht aufstehen. Er sagte mir dazu, dass er nicht mehr leben wollte. In wenigen Tagen drehte sich der Spieß um. Er genießt sein Leben wieder. Anbei den unerwarteten Dankbrief seiner Tochter:

*„Sehr geehrter Herr Laforge,*
*Ich möchte mich hiermit für die Hilfe bei der Genesung meiner Eltern bedanken. Meinem Vater und auch meiner Mutter geht es sehr viel besser und sie haben wieder Lebensmut und Lebensqualität erhalten. Ich kenne ihr erstes Buch seit ca. 20 Jahren und ich habe so manche Info schon daraus entnehmen können, die mir und meinen Söhnen geholfen haben.*
*Meine Eltern sind Familie H...*
*vielen Dank und freundliche Grüße"*

**Die Abschaffung der Glühbirnen und der Hautkrebs**
**Natürliches Licht für Leben und Wachstum**

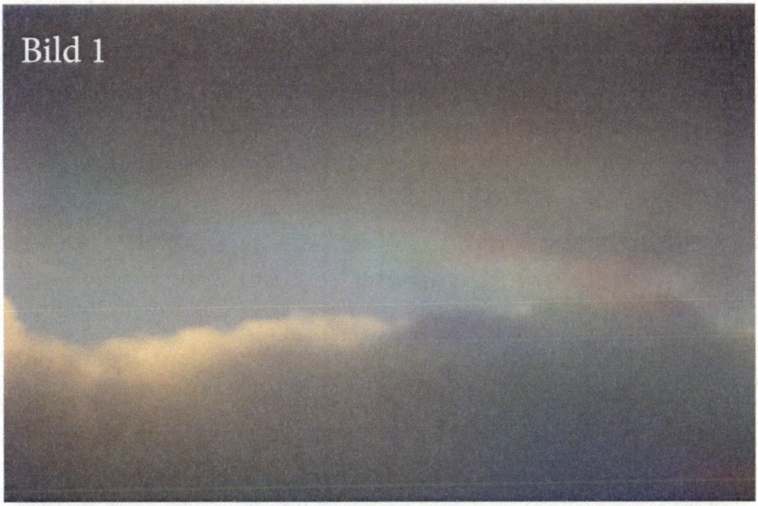


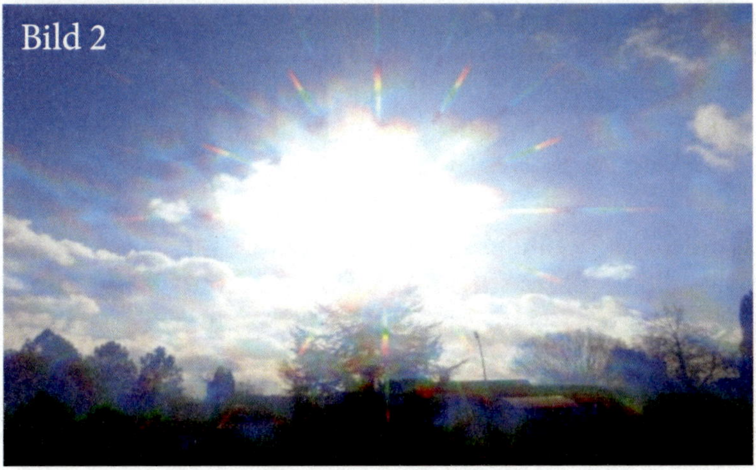


Früh morgens beim Aufstehen geht der erste Blick meist nach draußen, um die Wetterlage zu sichten. Einen Sonnenschein empfindet man als wohltuend und der Tag beginnt angenehm. Die Seele ist ausgeglichen, die Biophotonen und der Rotlichteffekt sind da!

Mit einem speziellen Filter ist auch in der Morgenstunde, selbst bei Bewölkung wie im Bild 1, das anteilige Rotlicht der Sonne deutlich zu erkennen.
Um die Mittagszeit wie im Bild 2 glüht die Sonne zu stark, um ihre Rotlichtanteile erkennen zu lassen. Diese kommen dermaßen geballt auf der Erdoberfläche an, dass sie kaum an den abgeschwächten Sonnenspitzen zu erkennen sind.

Die geballte und lebenswichtige Infrarotstrahlung entfaltet sich erst beim Aufprall auf die Erdoberfläche genau da, wo sie das Leben von Menschen, Pflanzen und Tieren findet.
Die Sonnenenergie besteht auch aus einer intensiven Ultraviolettstrahlung, wovor sich der Mensch schützen muss. Tiere tun es instinktiv. Ein Sonnenbrand ist die schmerzhafte Erfahrung, dass die Haut durch eine intensive Sonnenbestrahlung verbrennt. Je nach Hauttyp kann diese gefährliche Verbrennung sehr schnell kommen. Das Risiko, an Hautkrebs (Melanom) zu erkranken, ist bekannt. Verbrennen ist eine Form von Abtötung.
Das Tragen von Baumwollkleidung ohne Synthetikanteile und das Einreiben der Haut, zum Beispiel mit Olivenöl, schützen vor direkter Einwirkung von ultravioletten Strahlen und vor Verbrennungen.

Ein Teil des Sonnenlichtes ist für das Leben unverzichtbar. Es ist das Infrarotlicht. Ohne Infrarotlicht gibt es kein Wachstum. Das wissen wir aus der Pflanzenwelt. Mit den ersten Infrarotstrahlen wachsen die Pflanzen und Blumen im Garten.
Das Rotlicht der Sonne gibt ihre Biophotonen ab. Das ist die Lichtenergie der Nahrungsmittel aus dem Garten. Die Blätter von so vielen Gemüsesorten (Kohlrabi, Radieschen, Möhren) die meist weggeworfen oder den Kaninchen gegeben werden, enthalten die so wertvollen Biophotonen.

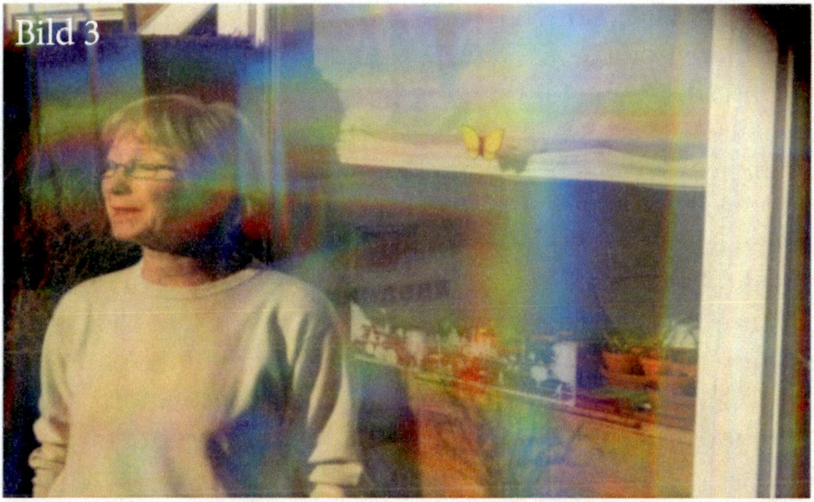
Bild 3

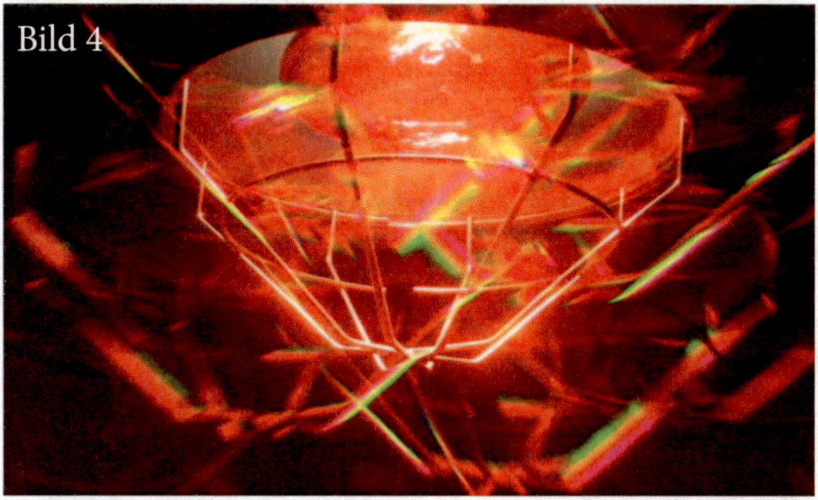
Bild 4

Im Bild 3 ist das Aufprallen der Sonnenstrahlung besonders gut erkennbar. Der Mensch wird umhüllt von dieser Lebensenergie. Alle Regenbogenfarben sind hier vertreten. Der Anteil an natürlichem Rotlicht ist deutlich.
Das gesunde Rotlicht aus einer starken Glühbirne wird oftmals in den Wintermonaten vom Arzt empfohlen. In nördlichen Ländern, in denen die Nächte in den Wintermonaten überwiegen, sind Krankheiten wie Depressionen sehr bekannt. Rotlicht ist eine künstliche Nachahmung der Sonnenenergie und wird für die sonnenarmen Tage der Wintermonate benutzt.

Im Bild 4 sehen Sie eine Rotlichtlampe, die für ein optimales Wachstum von Kleintieren in der Viehzucht bekannt ist.
Die Glühbirne ist eine Nachahmung der Sonne im Wohnbereich. Sie verfügt über einen Glühfaden, der im Kern extrem grell ist. Das Licht entfaltet sich als eine Infrarotstrahlung. In der Zeit der Glühbirnen waren Melanomerkrankungen eher eine Seltenheit.

Am 5. 2. 2014 meldete die Tagespresse eine neue Horrormeldung. Der rasante Zuwachs an Melanomen innerhalb weniger Jahre ist endlich aufgefallen. Diese Erscheinung kannte man aus den Großraumbüros mit Leuchtstoffröhren seit über 30 Jahren. Der „Spiegel" berichtete darüber in der 39. Woche 1982 unter dem Titel: „Hautkrebs durch Leuchtstoffröhre?"

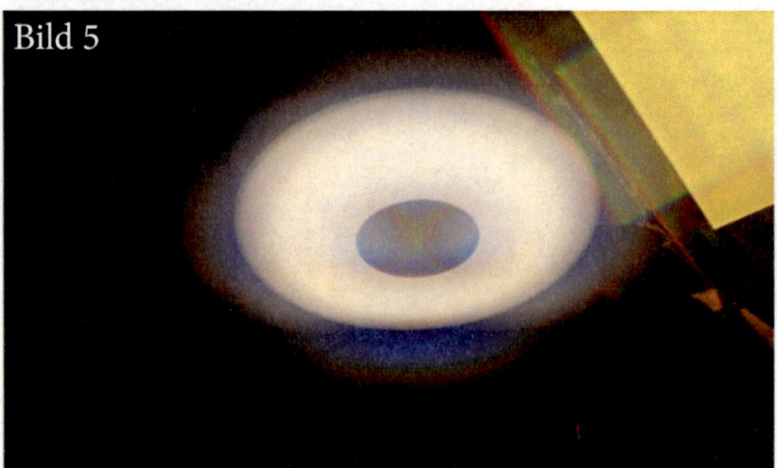
Bild 5

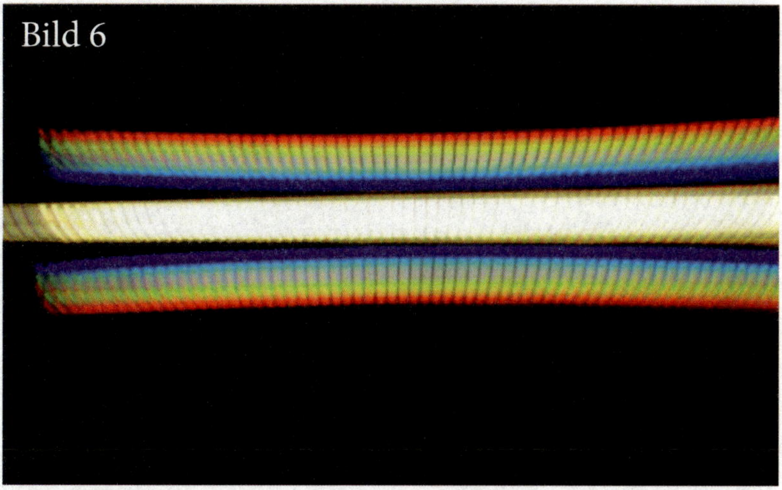


Leuchtstoffröhren produzieren ein kaltes Licht, oftmals ohne jegliche Rotlichtanteile, wie im Bild 5 von einer Deckenleuchte. Bild 6 zeigt die sehr enge und aggressivere Ausstrahlung einer Leuchtstoffröhre an einem Arbeitsplatz direkt über dem Kopf des Mitarbeiters. Diese kurze Ausstrahlung erreicht seine Haut nicht und bietet kein warmes Tageslicht an.

**Warum ist ein Rotlicht-Effekt wichtig?**

Der Sehnerv empfängt die Lichtinformation über die Augen. Er informiert das Gehirn über Licht, das es gar nicht gibt.

Die Zirbeldrüse wird über die Lichtleiter, ebenso über das falsche Licht, informiert. Dort wird das Hormon Melatonin produziert und bestimmt den Serotoninstoffwechsel (unser Glückshormon). Die Wechselwirkung zwischen Tag und Nacht ist wichtig für die Hormonproduktion. Tiefschlafphasen entstehen durch einen hohen Melatonin-Anteil. Melatonin bestimmt Müdigkeit und Erholung. So können psychische Probleme und Depressionen vermieden werden.

Tagsüber erwartet der Körper ein gesundes Licht inklusive der lebenswichtigen Infrarotanteile. Nachts erwartet er die Dunkelheit und einen gesunden Schlafplatz, frei von Erdstrahlen und Elektrosmog.

Mit der Einführung der Halogenlampen kamen Augenprobleme, wie die Netzhautablösung und auch eine deutliche Zunahme an Hautkrebs.

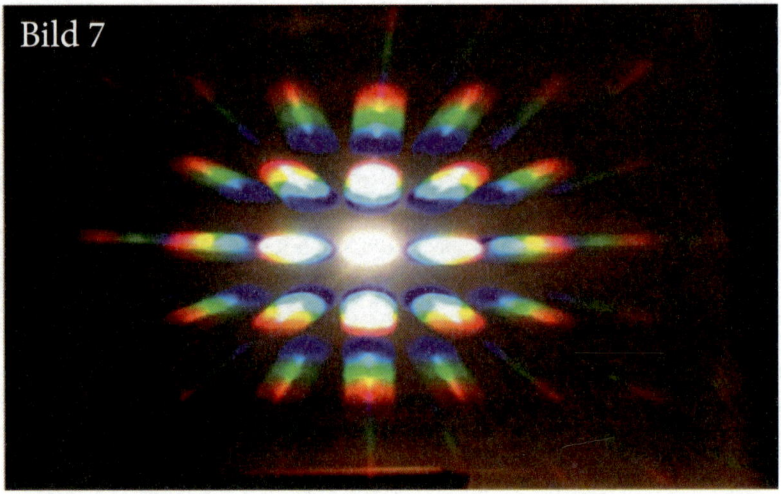

Bild 7

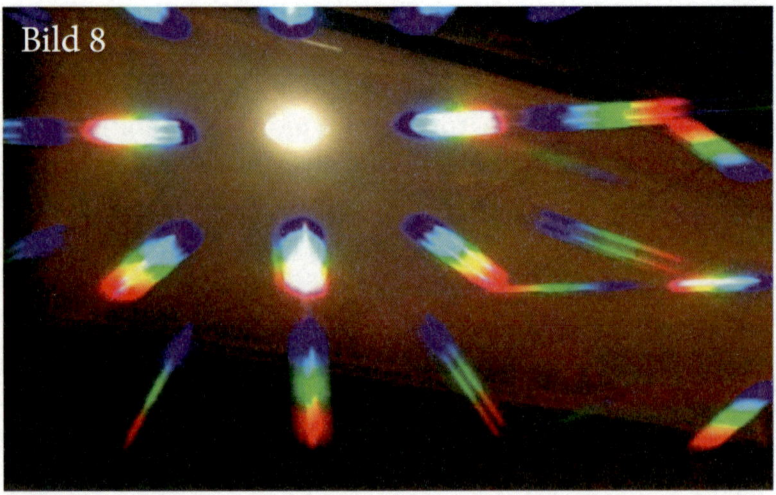

Bild 8

Bild 7, 8 und 9 zeigen das Licht von drei verschiedenen Halogendeckenlampen. Auch hier bekommen die Menschen darunter Licht, aber kein Rotlicht.

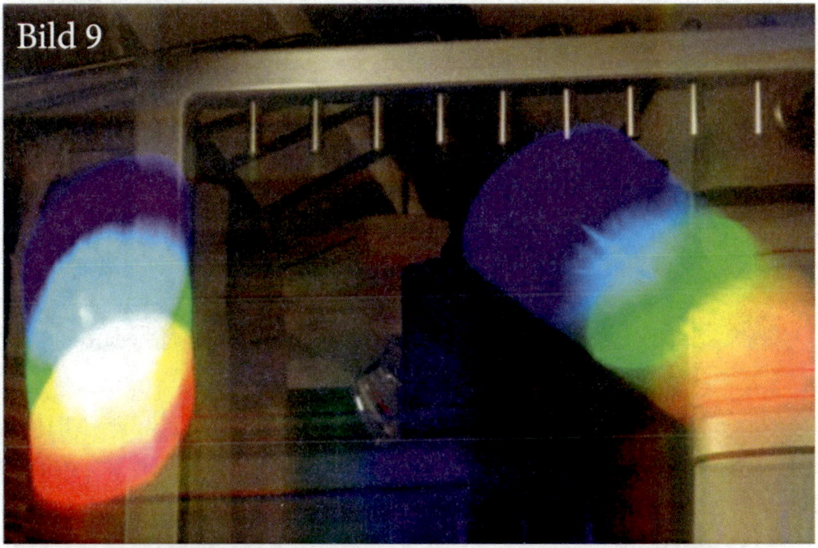


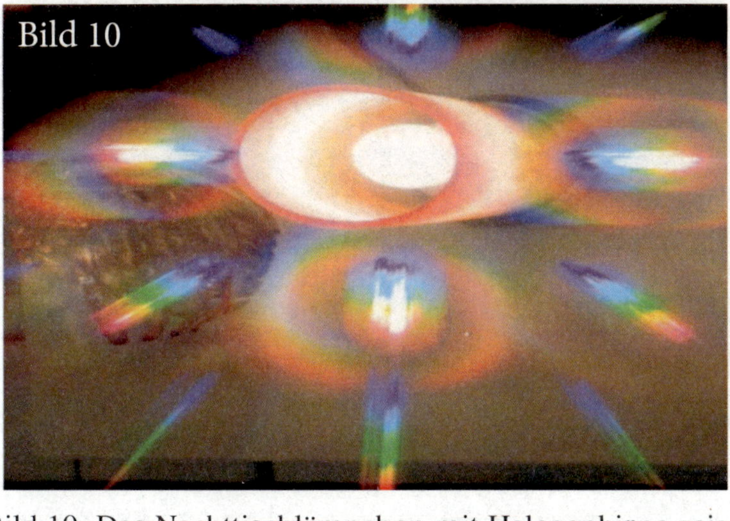


Bild 10: Das Nachttischlämpchen mit Halogenbirne zeigt ebenso den Mangel an Rotlicht.

**Unterschied Glühbirne zu Sparbirne**

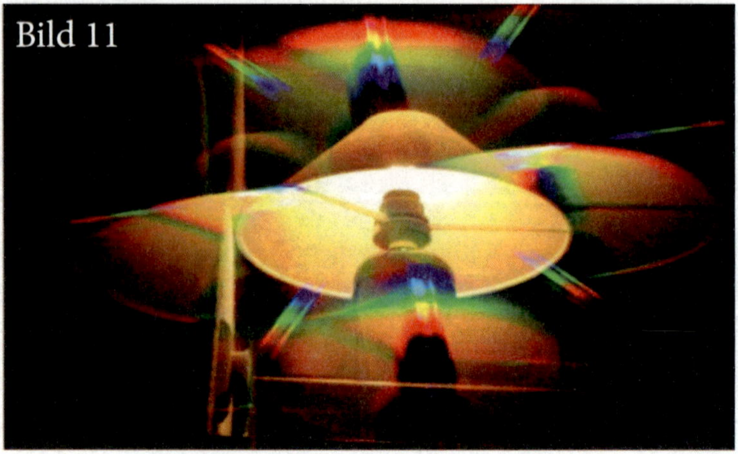


Im Bild 11 sieht man das sanfte Licht und große Lichtspektrum einer schwachen Glühbirne. Der Raum wirkt zwar dunkler als bei Leuchtstoffröhren, Halogen, LED usw., aber er ist genauso hell. Das Auge reagiert anders auf das nicht aggressive Licht von Glühbirnen.

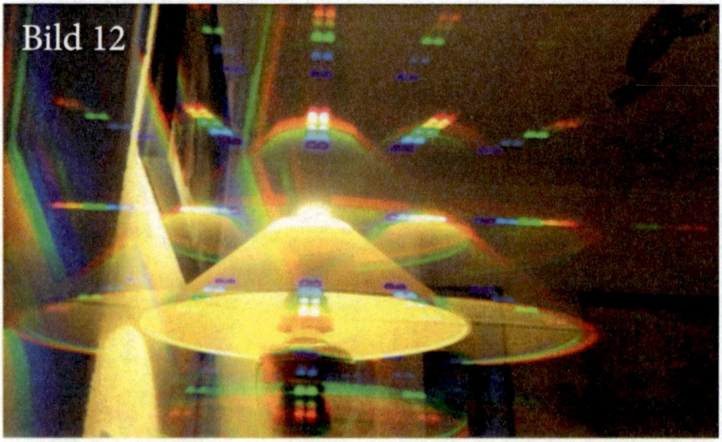


Bild 12 zeigt dieselbe Lampe mit einer Sparbirne. Der Raum scheint mit der Sparbirne heller zu sein, obwohl er nicht heller ist. Das Sparbirnenlicht wirkt aggressiver und ein gesunder Rotlichteffekt fehlt.

Bild 13 zeigt eine Deckenleuchte mit Glühbirne. Das Licht ist weich und gibt eine sanfte Ausstrahlung, ähnlich der Sonne.
Mit dem Halogen-, LED- und Sparbirnenlicht fehlt es deutlich an Rotlicht und somit an Biophotonen (Alexander Popp). Der Tag - und Nachtzyklus wird erheblich gestört. Haut und Seele verarmen und die Hormonproduktion wird gestört.

Das Licht von Glühbirnen dagegen kommt dem Rotlicht sehr nah. Sie glühen wie die Sonne und umhüllen die Menschen in einem Raum warm und weich.
Das natürliche Licht durch Verbrennung bzw. Glühen kennt man von einem Kerzenlicht oder Kaminfeuer. Alle früheren Generationen haben über Jahrhunderte das Kerzenlicht benutzt.

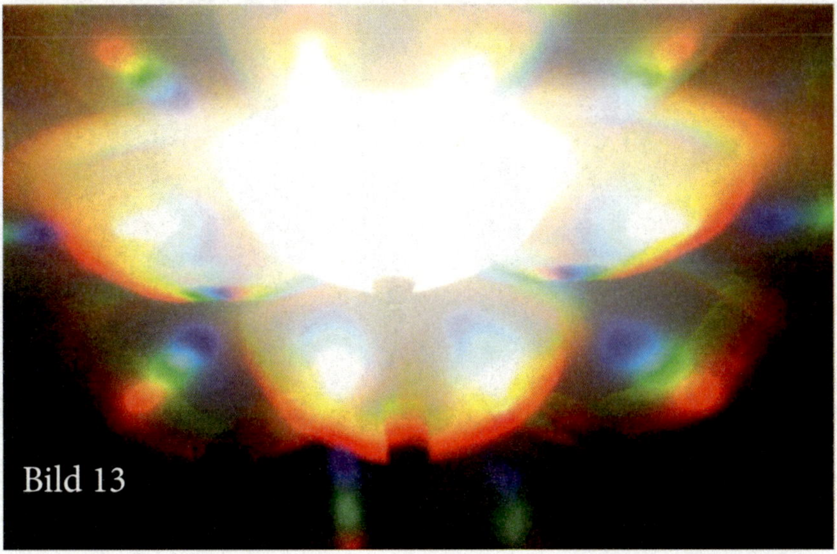
Bild 13

## Natürliches Licht für natürliche Menschen

Bild 14 zeigt die Rotlichtanteile des Kerzenlichts. Auch hier scheint der Raum völlig dunkel zu sein. Für das menschliche Auge ist der Raum hell.
Das Kerzenlicht einer einzigen Kerze mit den Infrarotanteilen wirkt auf den Menschen beruhigend und auch entspannend. In Restaurants zündet man gerne Kerzen an. Der Kunde baut Stress ab, fühlt sich wohl und konsumiert entsprechend.

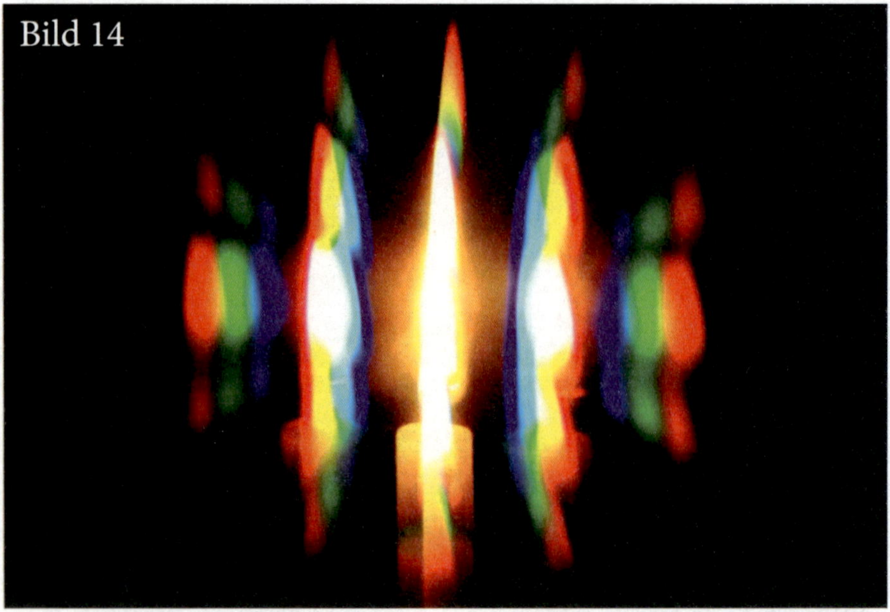

Im Bild 15 sind mithilfe einer speziellen Brille die angenehmen und für die Augen unsichtbaren Strahlen eines Kaminfeuers zu erkennen. Die Seele eines Menschen nimmt diese schönen und angenehmen Strahlungen wahr. Es wirkt beruhigend und lädt zur Ruhe ein. Ein meditativer Effekt ergibt sich wie im Traum, wodurch neue Gedanken und Ideen wahrgenommen werden.

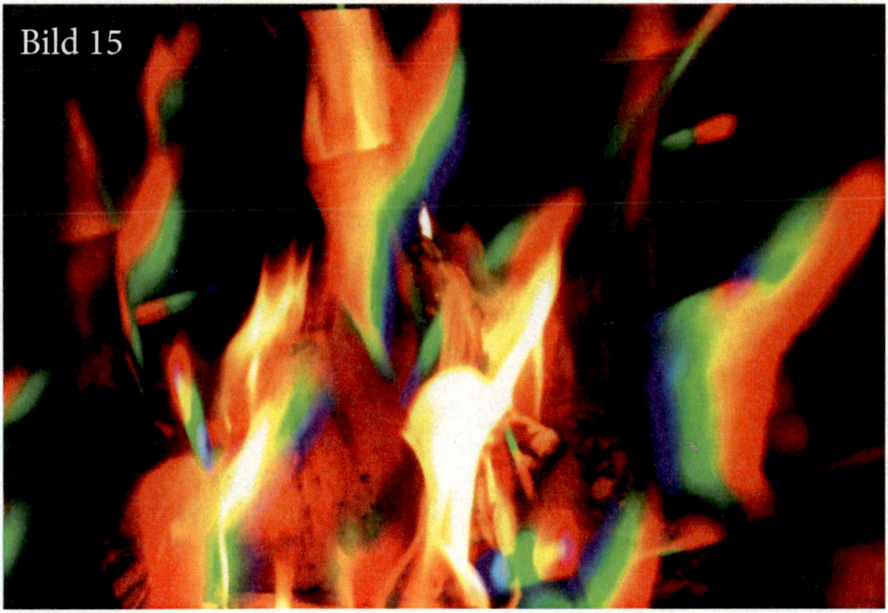
Bild 15

**Kochen mit Gas oder Strom?**

Der Brenner ohne Flamme ist schwarz. Das Rotlicht der Biophotonen maskiert die schwarze Farbe im Kern des Brenners. Die Flamme im Bild 16 zeigt eine gesunde Rotlichtenergie, das den feinsten Speisen zugutekommt. In gastronomischen Restaurants wird überwiegend mit Gas gekocht. Feinschmecker sind oft in der Lage zu erkennen, ob ihre Speisen mit Gas oder irgendeiner anderen Wärmeenergie zubereitet wurden. Gas als natürlicher Fossilienstoff erzeugt auch Biophotonen bei der Verbrennung.

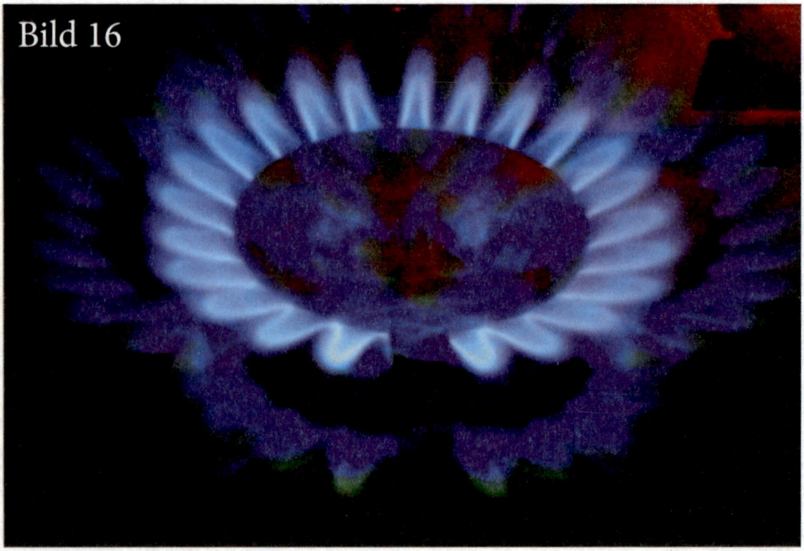

Im Bild 17 ist ein Induktionsherd in der maximalen Leistung zu erkennen. Die gesunden Biophotonen (Lichtenergie) für eine gesunde Ernährung sind nicht zu erkennen. Die Speisen werden nur warm.
Der Unterschied zwischen „gesund Ernähren“ oder „Sattmachen“ wird hier bereits beim Kochen sehr deutlich.
Die Gasflamme als fossile Energie strahlt ein Energiebündel aus, sodass die molekulare Drehung und die magnetische Ordnung der Speisen nicht verändert oder vernichtet wird.

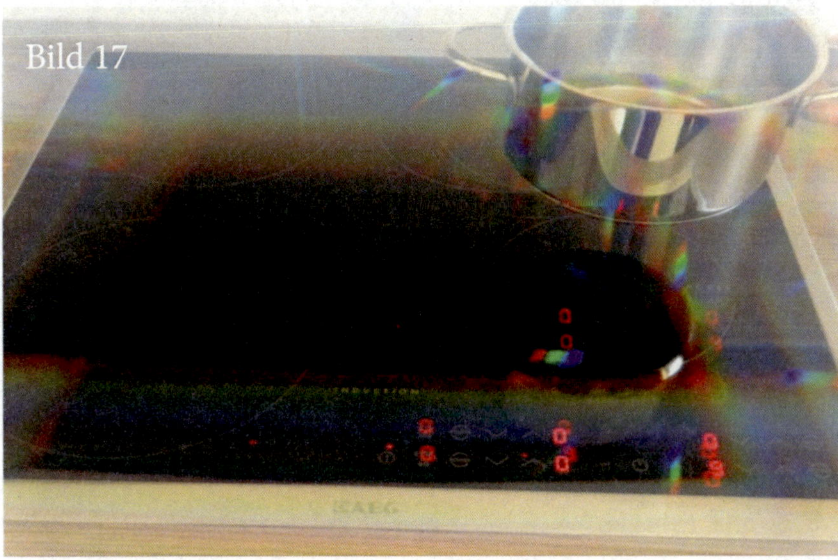
Bild 17

**Das leblose LED Licht**

Das Licht von LED Lampen ist ähnlich wie das Licht aus Leuchtstoffröhren. LED liefert kein Infrarotlicht und auch keine Biophotonen. Auch hier reagiert der Sehnerv auf das Licht, wodurch die Melatonin-Produktion getäuscht wird. Ein solches Licht sollte man auf Dauer besser vermeiden. Auch Computer, Laptops und Fernsehgeräte mit Flachbildschirmen besitzen das stark blaue LED Licht.

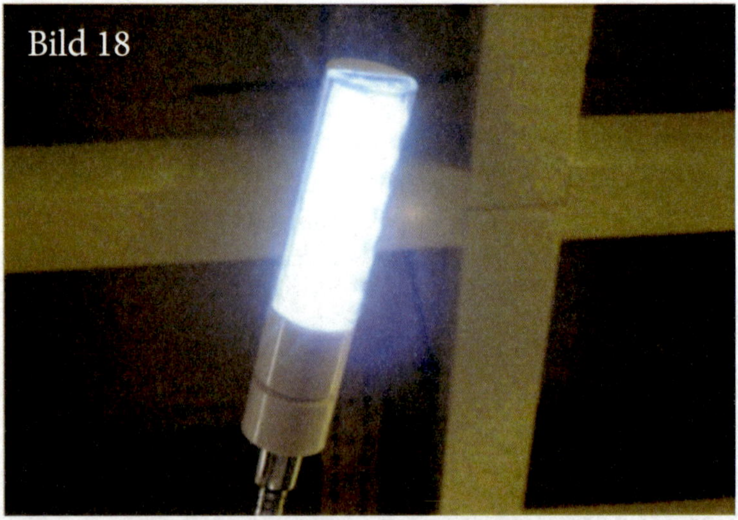

Bild 18

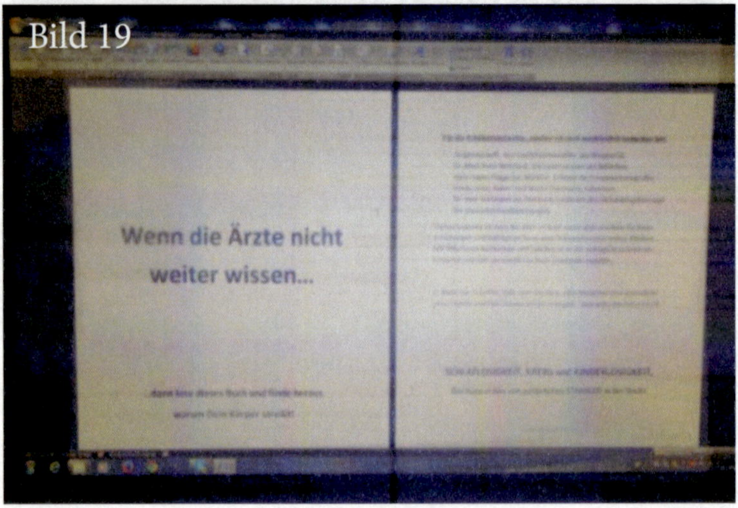


Bild 19

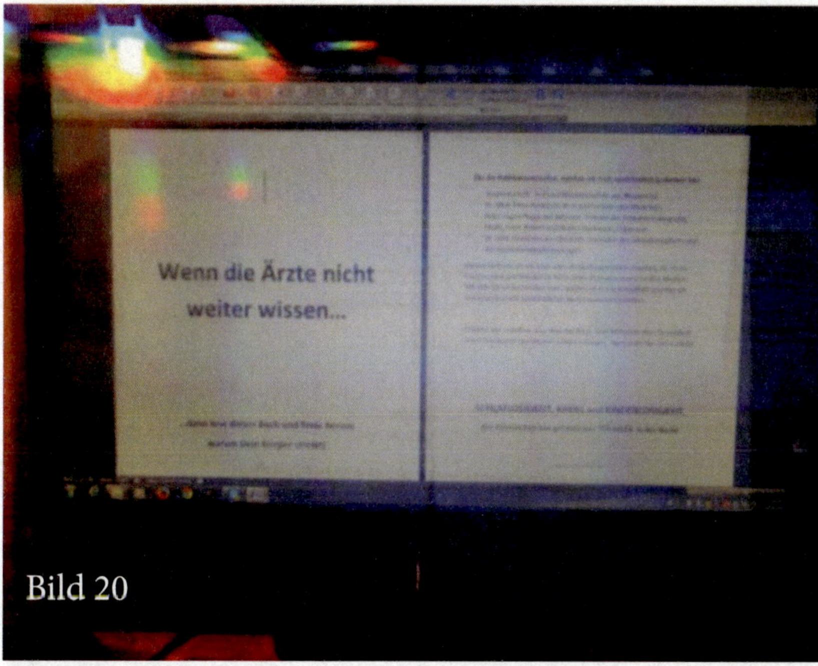

Bild 20

Das Bild 19 zeigt den PC ohne Begleitung des Lichts einer Glühbirne.
Im Bild 20 wird der Bildschirm von einem schwachen Glühbirnenlicht bestrahlt, wie Prof. König es empfahl, um das Melanom-Risiko zu mindern. Ein Teil des Computers wird von dem Rotlicht verdeckt.

Bild 21 zeigt einen LED-Deckenfluter in Tellerform von ca. 30 cm Durchmesser. Hier gibt es kein weiches Licht und auch keine Ausstrahlung. Der Sehnerv registriert aber Licht, das für die Haut gar nicht da ist. Am Ende des Tages und zum Lesen im Bett gibt es zur Abrundung das Licht eines LED- Lämpchens, wie im Bild 22. Das Lichtspektrum ist schwach und reicht nicht bis zum Mensch darunter.

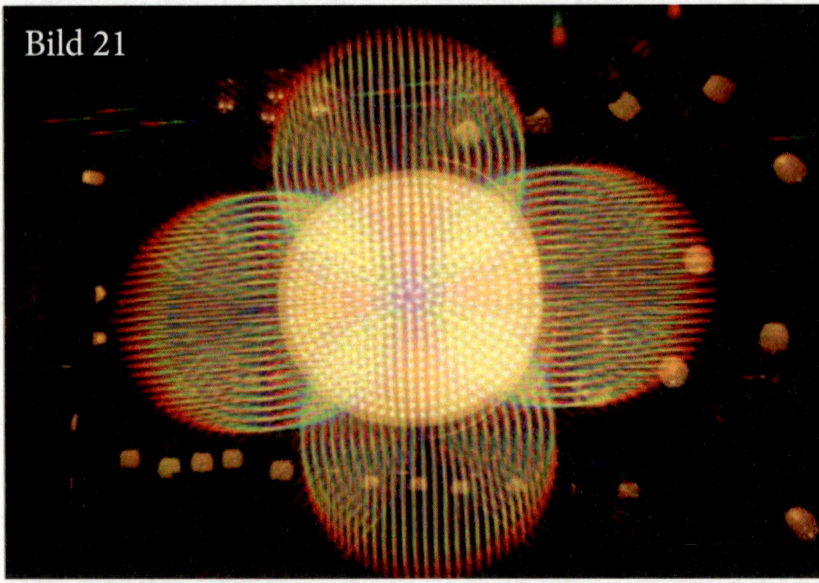
Bild 21

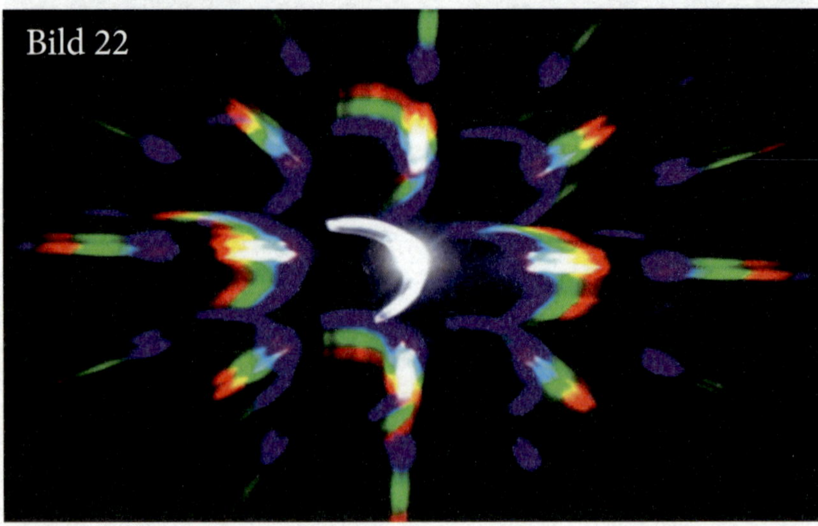
Bild 22

In der Natur gibt es immer Rotlicht, auch nachts. Die untergehende Sonne über den Wolken und das Rotlicht ist im Bild 23 deutlich zu erkennen. Wenige Minuten später erheben sich die Farben wie im Bild 24.

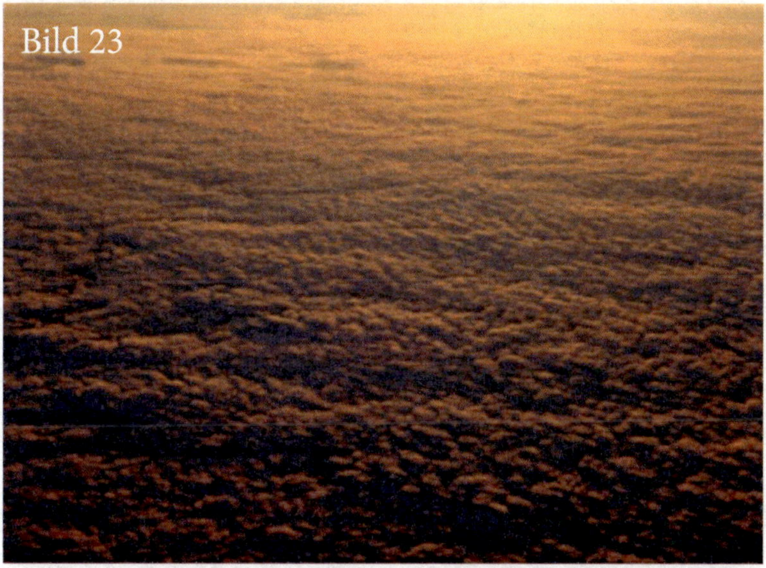
Bild 23

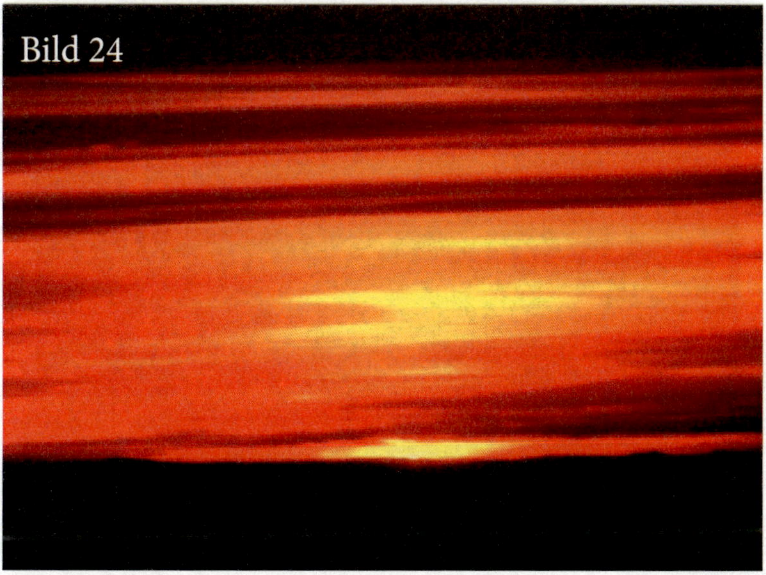
Bild 24

Im Bild 25 ist es bereits Nacht auf der Erde. Bild 26 zeigt die tiefste Dunkelheit der Nacht und trotzdem immer noch die lebenswichtige Infrarotstrahlung für Menschen, Pflanzen und Tiere.
Die letzten Glühbirnen, die sich noch in den Wohnungen befinden, geben nach und nach den Geist auf. Es gibt kaum noch Glühbirnen als Ersatz.

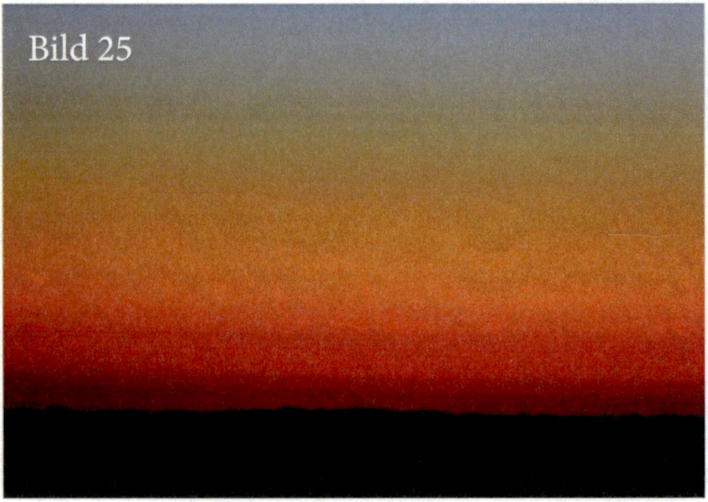


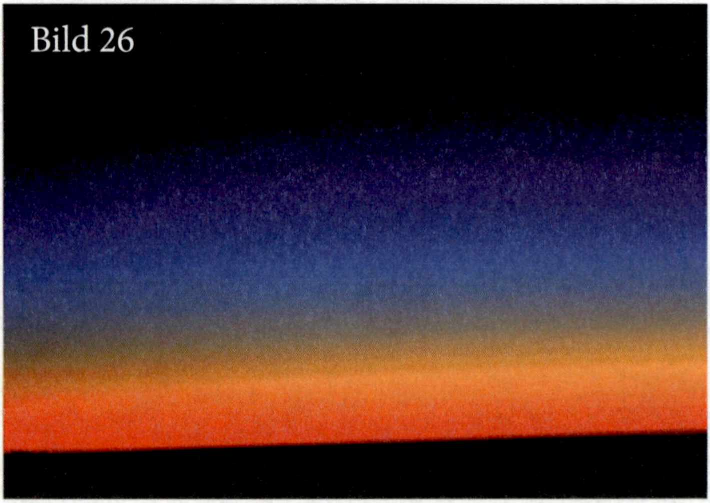

Hinzu kommt der elektromagnetische Smog der modernen Lampen. Sie funktionieren meist mit Niederspannung und verfügen dafür über einen Trafo. So wird ein elektromagnetischer Smog produziert. Die 50 Hertz greifen die Bänder von Wirbelsäule und Gelenken an.
Die ineinanderlaufenden Regenbogenfarben und das Rotlicht der Glühbirnen bilden eine Art unsichtbaren Nebel. Die Menschen im Raum werden damit völlig umhüllt. Diese Lichttherapie ist immer da, sobald das Tageslicht nicht mehr ausreicht. Rotlicht ist ein wichtiger Teil der Fotosynthese. Rotlicht ist Leben.
Seit der Einführung der Sparbirnen herrscht bei den Hautärzten Vollbeschäftigung. Die Zahl der Melanomfälle ist um ein Mehrfaches erschreckend angestiegen.

Schon vor 30 Jahren war Prof. Dr. Dr.- Ing. Herbert König von der TU München sehr besorgt in Bezug auf Hautkrankheiten, wie Melanom, in Verbindung mit dem Licht von Leuchtstoffröhren in Großraumbüros.
König sagte, dass man in einem Großraumbüro dafür sorgen sollte, sich permanent von einer Glühbirne bestrahlen zu lassen, auch wenn sie eine schwache Leistung hat. Das Glühbirnenlicht würde als eine Art Gleichrichter zu dem Licht aus den Leuchtstoffröhren wirken. Sparbirnen sind kleine Leuchtstoffröhren.

König war als Autor des Buches „Unsichtbare Umwelt“ ein hervorragender Wissenschaftler in Sachen Strahlen und Erdstrahlen. Der Krebsforscher Dr. med. Ernst Hartmann hatte König dazu gebracht, weitere Forschungen zu dem Thema Wasseradern und Krebs zu betreiben. Prof. Betz, ebenso von der TU München, nahm an vielen Forschungen Teil. Mit Unterstützung von Frau Dr. Veronica Carstens, Frau des ehemaligen Bundespräsidenten Karl Carstens und der Bundesregierung wurden die Forschungen ausgeführt. Solche Forschungen werden von der Pharma- und Schulmedizin nicht gerne gesehen.

Die Abschaffung der Glühbirnen, ohne zuvor Wissenschaftler wie Prof. König gefragt zu haben, wird irgendwann als eine kriminelle Entscheidung der Politiker bewertet werden.

**Die verlockende Werbung der Leuchten-Industrie**

Besitzer von Glühbirnen werden durch Werbung mit neuen Lichteffekten immer wieder irritiert. Die Industrie wirbt mit Energieeinsparung um bis zu 90 % und ebenso um 90 % weniger CO2-Emissionen. Das klingt sehr verlockend, besonders für Umweltbewusste.

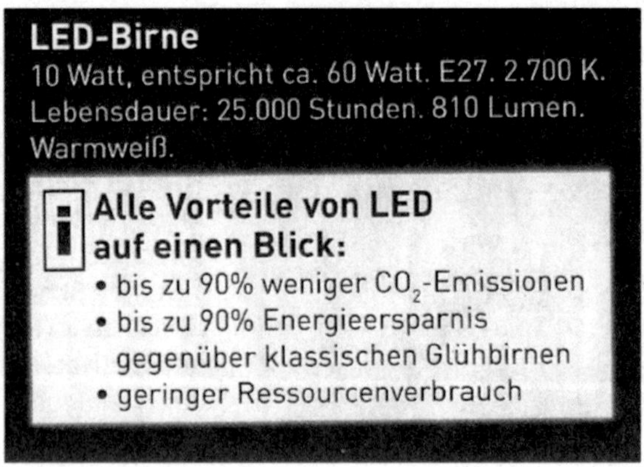
LED-Birne
10 Watt, entspricht ca. 60 Watt. E27. 2.700 K.
Lebensdauer: 25.000 Stunden. 810 Lumen.
Warmweiß.
Alle Vorteile von LED auf einen Blick:
• bis zu 90% weniger $CO_2$-Emissionen
• bis zu 90% Energieersparnis gegenüber klassischen Glühbirnen
• geringer Ressourcenverbrauch

Was dabei nicht gesagt wird ist, dass die Lichtqualität eine andere ist als bei den Glühbirnen. Die angegebenen Einsparungen stimmen auch nicht. Glühbirnen produzieren ca. 20 % Licht und ca. 80 % Wärmeenergie.

Licht wird überwiegend in den Wintermonaten eingeschaltet, wenn es früh dunkel wird. Die thermische Energie der Glühbirnen trägt auch dazu bei, ein Zimmer zu erwärmen. Die Heizkörperventile fühlen die Temperatur und drosseln automatisch die Heizung. Die 80 % Wärmeenergie der Glühbirnen ist also nicht verloren. Außerdem ist der so wichtige Infrarotanteil im Winter so wertvoll. Er kompensiert die fehlenden Infrarotanteile des LED-Fernsehflachbildschirms. Bekannt sind auch Experimente an Menschen die besagen, dass bei LED-Licht von Flachbildschirmen, Computer und Tablets die geistige Leistung in wenigen Stunden deutlich gemindert wird. Das kurzwellige blaue Licht belastet stark die Augen und man ermüdet schneller als vom Licht der Glühbirnen.

Die Melatonin-Produktion wird dabei gebremst, der Nachtschlaf wird beeinträchtigt und je nach Ernährungsweise wird das Diabetes-2-Risiko erhöht (Uniklinik Lübeck).
Ein unruhiger Schlaf führt zu einem höheren Energieverbrauch und somit zu Hungergefühlen. Dadurch ist bald mit Übergewicht zu rechnen, was sich in der Folge zu einem Bewegungsmangel entwickelt. Somit wird die Empfindlichkeit der Zellen für das blutzuckersenkende Insulin reduziert. Die Zellen werden im Laufe der Zeit insulinresistent.
Schlimmer noch!

Zu Beginn des Jahres 2014 schlagen Mediziner Alarm. Die Zahl der Knochenbrüche nimmt rasant zu, ob bei jungen oder alten Menschen. Die Knochenoberschicht ist weich und kann bei der kleinsten und ungeschicktesten Bewegung dazu führen, dass der Knochen einfach bricht.
Es wurde ein Vitamin-D Mangel festgestellt. Vitamin-D wird von der Haut produziert, vorausgesetzt, dass sie dafür Sonnenstrahlen bzw. Infrarotlicht aufnehmen kann.
Zu Hause und am Arbeitsplatz wurden alle Glühbirnen ersetzt, weil die Bundesregierung es so wollte. Über den Winter gibt es kaum Chancen, Rotlicht zu bekommen. Auch draußen an der frischen Luft und bei Sonnenschein kann die Haut kaum noch Rotlicht im Winter aufnehmen. Der Grund ist, dass moderne Kleidung überwiegend aus Synthetik besteht, die kein Rotlicht durchlassen. Es sind Plastikjacken, Mäntel, Kleidung, Hosen, Pullover bis hin zur Unterwäsche. Die Haut verarmt trotzt der schönen Wintersonne, es wird kein Vitamin-D produziert.

Vorschlag: Wolle und Baumwollbekleidung zu 100% und ohne Synthetik tragen. Naturprodukte wie Leder für den Winter sind ein idealer Kälte - und Windschutz. Bekleidung sollte grundsätzlich nur aus Naturmaterialien bestehen.
Plastikkleidung kann außerdem den Schlaf beeinträchtigen und zur Krebsgefahr werden. Wie schon erwähnt: Plastik kann natürliche Erdstrahlen übernehmen und durch das Haus senden.
Was wird zusätzlich noch gespart?
Die leichte Wärmeabgabe von Glühbirnen und ihre warme Ausstrahlung können an kälteren Sommerabenden ausreichen, damit die Heizung nicht eingeschaltet wird.
Die geringfügige Stromabnahme von Halogen, Sparbirnen und LED-Birnen reicht nicht mehr aus, um einen Netzfreischalter zu aktivieren. So bleibt Elektrosmog nachts vorhanden, auch mit Netzfreischalter.

Beim Einschalten vieler Energiesparleuchten wird ein elektromagnetischer Smog erzeugt, welcher das Nervensystem stark belastet. Dabei lösen sich die Bänder der Wirbelsäule und Gelenke.
Die Minderung der C02-Emission ist ebenso eine Farce. Die Heizung einzuschalten, führt immer zur CO2-Emission, egal ob es eine Wärmepumpen-, eine Gas- oder Ölheizung ist.
Die Basis aller Energieformen ist immer mit CO2 verbunden und wäre es nur für die Herstellung der Heizanlagen.
Falls Sie etwas tun möchten, um Ihre Gesundheit und Wohlbefinden dauerhaft zu schützen, nutzen Sie Infrarotstrahlung und Rotlicht.

Vergessen Sie nicht, dass viele Sparlampen das Nervengift Quecksilber beinhalten und somit gefährlicher Sondermüll sind und nicht auf Mülldeponien gehören. Die Trafos, bzw. Vorschaltgeräte vieler dieser Leuchten beinhalten wertvolle Rohstoffe.
Die Glühbirne ist nach wie vor die beste und gesündeste Alternative für Mensch und Umwelt.
Hören Sie nicht auf Politiker, die bei der Verabschiedung vieler Gesetze ihre Kompetenzen zu oft überschätzen und überschreiten.

## Sind Wirbelsäulenprobleme nur Muskulaturprobleme?

Jahre später musste ich erneut mit akuten Schmerzen im Lendenwirbelbereich kämpfen. Ich konnte zwar damit leben, aber mehr schlecht als recht. Ich hatte inzwischen viel nachgedacht und verschiedene Wirbelsäulen beobachtet. Leider hatte ich keinen Zugang zu meiner eigenen Wirbelsäule. Wenn es einmal gelungen ist, die Stabilität einer Wirbelsäule zu schwächen, so muss man davon ausgehen, dass man ein Leben lang mit einer geschwächten Wirbelsäule zu tun haben wird, mal mehr, mal weniger. Kälte und Wärmeempfinden tragen dazu bei, um ein Muskelkorsett zu verkrampfen oder beweglich und locker zu halten. Je nachdem, welche Konstitution ein Mensch hat, ob Yin oder Yang, entscheidet sich, wie robust er ist oder nicht.
Von Orthopäden im Allgemeinen wollte ich nichts mehr wissen. Es dürfte so sein, dass eine Menge Orthopäden sehr gut in Ihrem Fach sind. Leider habe ich keinen davon gefunden. Röntgenbilder und Spritzen reichen nicht aus, um die Statik einer Wirbelsäule zu richten. Wenn schon, dann war ein guter Sportmediziner immer die beste Adresse. Ein guter Sportmediziner fühlt die Wirbelsäule und behandelt sie über die Muskulatur. Er will kein Röntgenbild sehen, denn er weiß, dass man Wirbelsäulenprobleme nicht an einem Röntgenbild erkennt, außer es handelt sich um einen Unfall. Irgendwann war ich wieder mit einer Halswirbelblockierung in der Notaufnahme. Ich erfuhr von einem Orthopäden, der auch in der Klinik für manuelle Therapie in Hamm gearbeitet hatte. Das erste, was er mir sagte, war: „*Dann müssen wir röntgen und Mikrowellenbestrahlungen anwenden.*“
Darauf wiederholte ich, dass ich nur wegen einer Blockade im Halswirbelbereich gekommen sei. „*Ja*“, sagte er, „*aber es könnte sich dabei um einen Tumor handeln.*“ Ich stand auf und fragte ihn, weshalb er in der manuellen Therapie war. Ich habe den Raum sofort verlassen und hatte am Ende des Flures die Türklinke in der Hand, als er mich zurückrief.
Er behandelte mich sofort und erfolgreich nach den Methoden

der manuellen Therapie. Er hatte sich vor einem meiner Freunde während einer Feier geäußert: „*Mit dem Laforge kann man nicht machen, was man will.*“ Klar, mit mir hatte er den Umsatz mit Röntgen und Mikrowellen verloren. Das hatte er nicht vergessen.

**Gefährliche Operationen und lukrative Versuchskaninchen**

Zu Beginn der 80er Jahre dachte ich häufiger darüber nach, ob eine Operation Sinn machen würde und wurde zu diesem Thema sehr hellhörig. Von dem Gedanken wurde ich schnell geheilt, als ich von den häufigen Querschnittslähmungen infolge misslungener Operationen hörte. Viele Ärzte ohne entsprechende Ahnung wagten es zu experimentieren, um sich mit etwas Glück einen guten Namen zu machen. Wirbelsäulenprobleme wurden zum ersten Mal durch ihre Häufigkeit sehr bekannt. Man sah es außerdem unterwegs an den wachsenden Zahlen der Rollstuhlfahrer.

Vor wenigen Jahren ließ sich ein Kunde aus dem Münsterland im Ruhrgebiet operieren. Seitdem sind alle seine Bereiche unterhalb der Gürtellinie absolut taub. Ein wichtiger Nerv wurde bei der Operation beschädigt oder getrennt. Glücklicherweise hatte er zuvor schon zwei Kinder.

Ein guter Freund wurde nachts wegen heftiger Schmerzen im Rücken wach. Er fuhr in der Nacht zum nächsten Krankenhaus in der Nähe. Dort sagte man ihm, dass mitten in der Nacht niemand da ist, um seinen Rücken deblockieren zu können. Er sollte besser die Uniklinik in Münster besuchen. Die Schmerzen waren so heftig, dass er sofort nach Münster fuhr. Als er dort ankam und nach einem Chiropraktiker fragte, antwortete man ihm „Nein, so etwas gibt es bei uns nicht, wir operieren sofort.“ Daraufhin verabschiedete er sich und wurde am nächsten Morgen in wenigen Minuten chiropraktisch deblockiert. Diese Schmerzen bekam er nicht wieder.

Dass es einen so großen Zuwachs der Wirbelsäulenerkrankungen zu der Zeit gab, war darauf zurückzuführen, dass Mitte der 70er Jahre elektrische Wecker und Radiowecker auf den

Markt gekommen waren, die neben dem Bett platziert wurden. Der elektromagnetische Smog war schon damals fleißig. Die heutigen Geräte sind besser ausgelegt. Dafür ist die Menge größer geworden. Zwei von drei Menschen leiden unter permanenten Rückenschmerzen. Das ist kein Zufall. Beim Arzt weigert sich der Mensch, sich häufiger bestrahlen zu lassen. Zu Hause macht er es selbst mit allen möglichen Geräten und oft 24 Stunden am Tag. Es ist wahnsinnig. Er bekommt sogar die gepulsten Mikrowellen aus seinem schnurlosen Telefon dazu.

## Die Methode von Andreas Hofmann und der Beckenschiefstand

Damals, etwas später, entschied ich mich, mit einem Bekannten nach Randesacker bei Würzburg zu fahren, um Andreas Hofmann zu besuchen. Andreas Hofmann hatte in Stalingrad während des Zweiten Weltkrieges eine besondere Therapie der Wirbelsäule erfahren. Es sprach sich schnell herum, dass Andreas Hofmann nach seiner Rückkehr nur Wirbelsäulen behandelte. Seine Besucher legten teilweise viele Kilometer zurück, um sich von ihm behandeln zu lassen. Kurz gesagt: Man kam geheilt zurück.

Die Ärzte eines orthopädischen Krankenhauses in der Nähe fanden das aber nicht so lustig. Die mitleidenden Krankenschwestern haben vielen Patienten mit Operationsterminen empfohlen, Hofmann kurz zu besuchen. Das schöne Geld aus den Operationen war für das Krankenhaus weg. Als es auffiel, dass die geheilten Patienten immer dasselbe aussagten, wurden die Ärzte aufmerksam und gingen dem auf den Grund. Die Patienten kamen alle mit der Aussage, eine Treppe heruntergefallen zu sein und seitdem keine Schmerzen mehr zu haben. So kamen die Ärzte schnell auf Hofmann und entschieden sich, ihn zu verklagen. Hofmann war weder Arzt noch Heilpraktiker. Es hätte sowieso keinen Sinn gemacht, weil er nur die Muskulatur berührte und sich weder mit Medikamenten noch Organen befasste. Die Menschen brauchten sich nicht auszuziehen und er stellte keine Diagnose. Er richtete nur die Muskulatur durch sehr präzise Griffe aus.

Als er vor Gericht trat und von den Orthopäden angegriffen wurde, sahen es der Richter und die Schöffen anders. Die Orthopäden wurden angeblich gefragt, was sie da überhaupt wollen. Fast alle im Saal waren schon bei Hofmann gewesen, weil die Orthopäden es nicht geschafft hatten, ihnen zu helfen.
Hofmann bekam infolgedessen eine Sondergenehmigung vom Gericht, um seinen Job weiterführen zu können, aber nur unter der Voraussetzung, dass er dabeibleibt und keine zusätzlichen Leistungen im Sinne der Gesundheit ausübt. Jetzt hatte er es schriftlich.

Die Behandlungsmethoden von Hofmann waren einfach und sehr wirksam. Er ging nur auf die Muskulatur, nachdem er die Dornfortsätze der Wirbelsäule abgetastet hatte. Er zog die Muskulatur so, dass die Dornfortsätze in ihre originale Position von allein sanft gleiten würden. Einige Behandlungsweisen, die wie alle gefahrlos waren, waren mir nicht sanft genug, obwohl sie alle zum Erfolg führten. Mein Bekannter war ebenso begeistert wie ich.

Ich durfte im Laufe der Zeit immer wieder feststellen, dass die besten Kenner der Wirbelsäule selten oder nie aus der Schulmedizin kommen. Es sind Menschen wie Dorn oder Schümperli, von denen die Therapiemethoden weltweit und ohne offizielle Zulassung erfolgreich sind, auch ohne Skalpell oder gerade deswegen. Eine Wirbelsäule gehört den Handwerkern, die etwas davon verstehen und über eine besondere Gabe verfügen. Es gibt vermutlich noch mehr geschickte Menschen, die sehr gut helfen können und noch weitgehend unbekannt sind.

Sie fühlen ihre Berufung als einen Auftrag und üben ihn einfach nach dem Motto „Wer hilft, hat recht“ aus. Wer es kann und seine Hilfe verweigert, erlaubt sich im moralischen Sinn immer eine unterlassene Hilfeleistung.
Jedenfalls waren Würzburg, bzw. Randesacker zu weit weg, um bei jedem kleinsten Rückenproblem hinfahren zu können. Ich hatte die Einfachheit und die Wirksamkeit der Griffe von Andreas Hofmann verinnerlicht und mit seiner Erlaubnis etliche Fotos während der Behandlung meines Freundes gemacht, zwecks einer späteren Veröffentlichung.

Glücklicherweise hatte ich seine Behandlungsmethoden aufgenommen, denn einige Jahre später rutschte Hofmann sein stark abschüssiges Grundstück herunter und wurde dabei so schwer verletzt, dass er auf einen Rollstuhl und die Hilfe seiner Frau angewiesen war. Sein Sohn hat allerdings die Griffe seines Vaters übernommen und führt eine Praxis einige Kilometer weiter in Dettelbach.

Sein wichtigster Griff war für mich der, um den Beckenschiefstand zu beseitigen. Orthopäden lassen den Beckenschiefstand und verschreiben ihren Patienten orthopädische Schuhsohlen, um die Beinlänge zu kompensieren. Dabei werden beide Hüften unterschiedlich belastet und durch diese Schiefstellung auch verschlissen, wie auch die Knie, bis tatsächlich eine oder mehrere Operationen benötigt werden. Ist das Unkenntnis der Orthopäden oder eine „Riesensauerei?"

Andreas Hofmann beseitigte jeden Beckenschiefstand in weniger als einer Minute.

**So ertastet Andreas Hofmann den Beckenschiefstand**

Als Erstes setzt er seine beiden Daumen ca. 10 Zentimeter voneinander entfernt, Daumenspitzen genau gerade zueinander gerichtet, auf den Hüftknochen.
Dann rutschte er mit beiden Daumen gleichzeitig, langsam und mit Druck auf den Beckenknochen, in dieser Position hoch, bis beide Daumen ins Fleisch fallen.
Dann rutscht er ins Fleisch noch etwas höher und rutscht wieder zurück, bis die beiden Daumen gegen die Knochenkante des Beckens arretierten.
Der Beckenschiefstand war deutlich, manchmal bis zu vier Zentimeter. Der Mensch humpelt dabei und hat oftmals furchtbare Schmerzen, oft in den Hüften, die dann deswegen und ohne Grund operiert werden.
Der Test ist dermaßen einfach, dass es kaum zu verstehen ist, dass Berufsmediziner ihn nicht kennen. Ich rate jedem, besonders mit Rücken- und Hüftproblemen, diesen Test unter Freunden oder Partner zu machen.

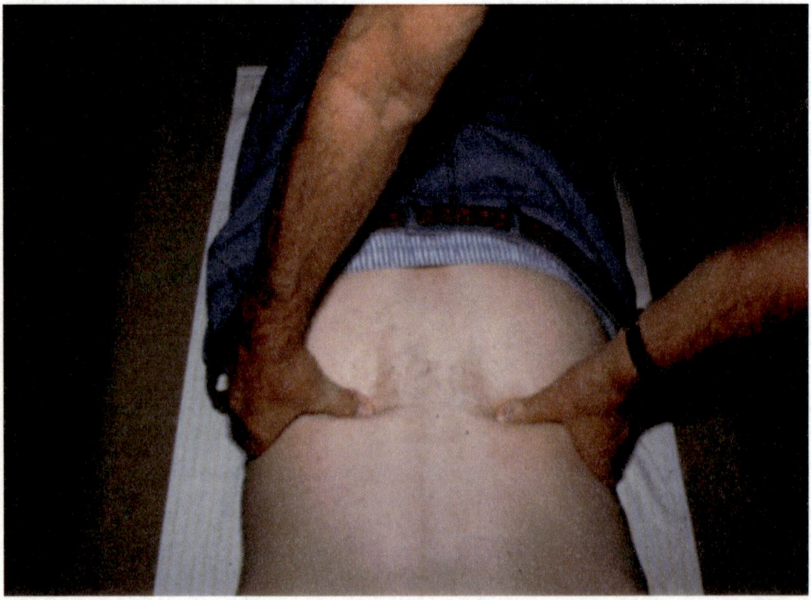

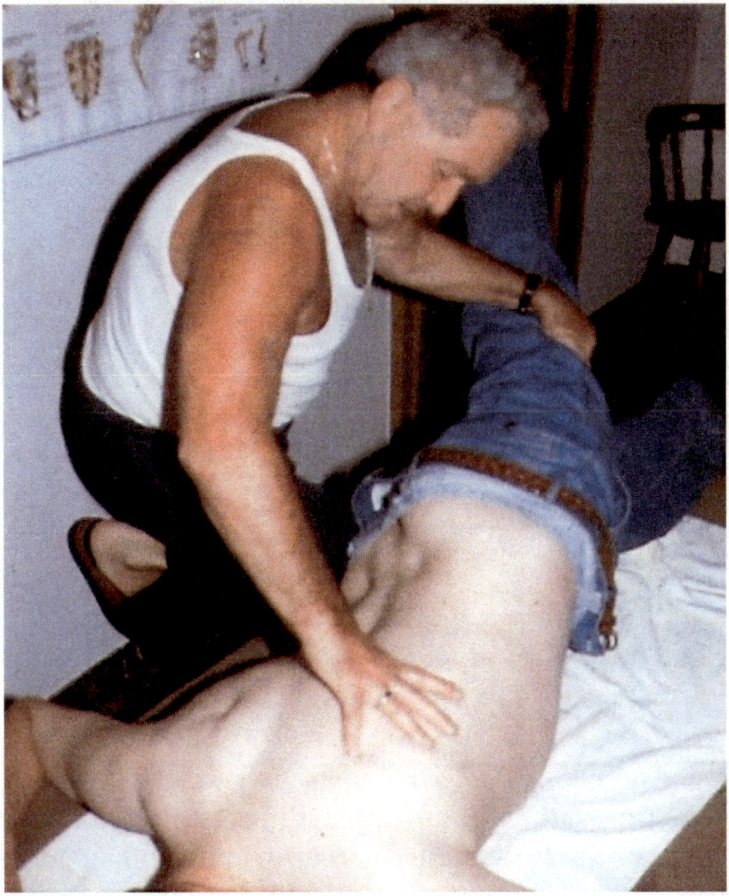

Und so einfach beseitigte Andreas Hofmann blitzschnell den Beckenschiefstand, teilweise auch Blockierungen von Lendenwirbeln und die meisten Hüftprobleme. Es sieht auf dem Bild gefährlicher aus, als es ist. Hauptsache ist, dass der Rücken flach auf der Liege bleibt und nicht mitdreht. Ein Mal das Bein nach links kreuzartig hochziehen und ein Mal nach rechts.

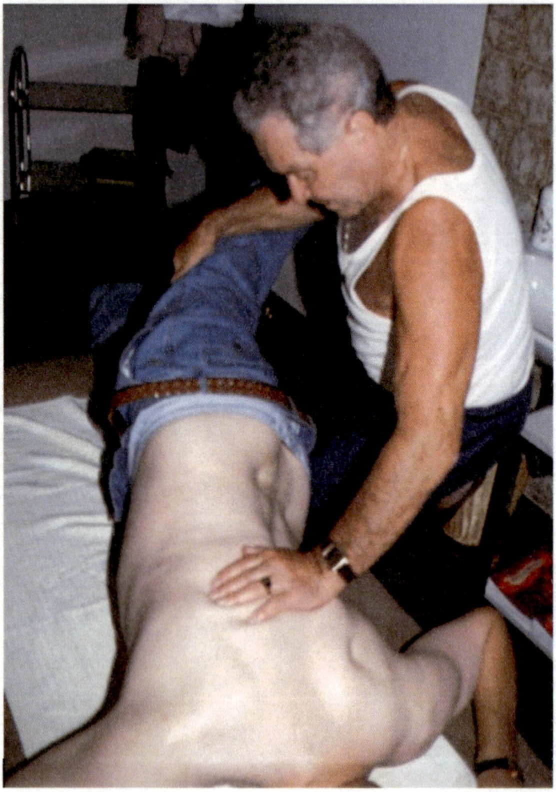

Dann ging er ebenso unproblematisch und ungefährlich über die gesamte Wirbelsäule von unten nach oben. Er legte die unterste Hand so, dass die Wirbelsäule spürbar in der Hand aufgenommen war. Er drückte die unterste Hand mit der oberen und ging so einmal in mehreren Schritten die Wirbelsäule hoch und wieder runter. Jedes Mal, wenn er mit einem Ruck in der Wirbelsäule drücken wollte, sagte er: Einatmen, Ausatmen. Beim Ausatmen drückte er mit einem deutlichen Ruck. Es war manchmal ein Knacken zu hören und der Schmerz war weg. Man konnte dann auch besser Luft holen und tiefer atmen.

Er behandelte auch den Halswirbel. In dem Punkt Halswirbel möchte ich seine Behandlungsweise weder zeigen noch kommentieren. Hofmann war mit seiner Behandlung der Halswirbel zwar erfolgreich, aber diese ist für das breite Publikum nicht geeignet.

Ich habe eine andere Behandlungsweise erfahren, die absolut ungefährlich ist und die man meistens alleine machen kann.

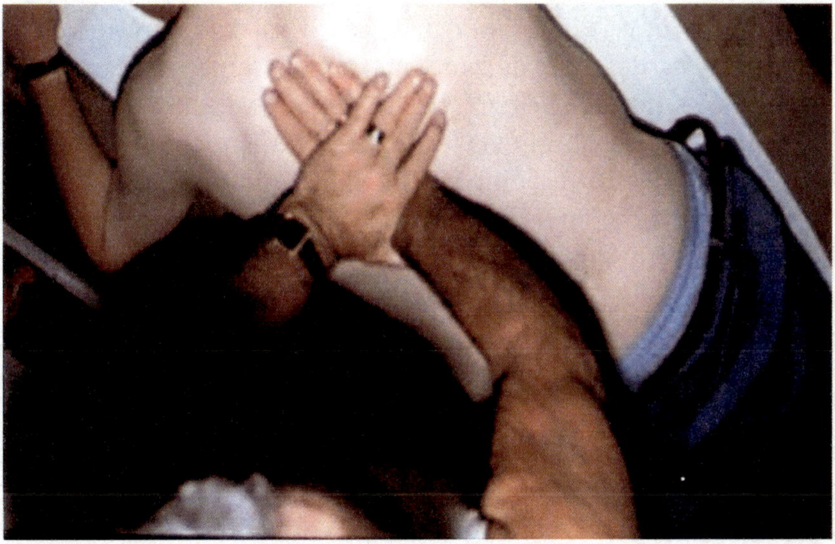

Nur der finanzielle Schaden bleibt der Schulmedizin, wenn eine Heilung ohne Operation erreicht wird. Dafür vermisst der Betroffene kein Stück Fleisch, kein Gelenk oder irgendwelche Knochen. Unser Körper ist weder Eigentum der Schulmedizin noch ihr Konsumprodukt. Das glauben leider viele Ärzte!
Das müssen wir verinnerlichen und arrogante Ärzte deutlich ablehnen, nach dem Motto: Vorsicht Falle!
Wir müssen in Deutschland nur über die häufigen Medienberichte und die medizinischen Skandale nachdenken, bevor einer Operation mit einer Unterschrift zugestimmt wird. Das wird sicherlich den einen oder anderen nachdenklich stimmen.

## Knie, Hüfte und Rückenprobleme wegen schlecht gebauter Autos „Made in Germany“

Ja, man glaubt es nicht, aber die Knochenschäden durch falsch gebaute Autos, die von der technischen Qualität und vom Ruf her sehr gut sind, aber oft mehr für die technische Zuverlässigkeit gebaut wurden als für das menschliche Knochengerüst. Hier geht es nicht darum, die eine oder andere Automarke kritisieren zu wollen, weil die meisten Firmen sich inzwischen umgestellt haben. Es geht um das Aufklären in Sachen Orthopädie und Auto. Wenn man sich aber als Vielfahrer einen Wagen aussucht, sind die Ergonomie-Bedingungen eines Fahrzeugs besonders wichtig. Sie sind sicherlich wichtiger als die Pferdestärke unter der Motorhaube. Wer Schuhgröße 45 hat, kauft sich auch nicht Schuhgröße 42, weil die Schuhe schön sind. Ich hatte zum Beispiel vor Jahren erhebliche Probleme mit den Knochen wegen der Pedale eines VW´s und fahre jetzt wieder einen VW, absolut ohne Probleme, weil die Pedale in diesem Wagen stimmen.

Man sollte zur Sicherheit den passenden Wagen immer kritisch auswählen, eine Probefahrt machen und besonders auf die Stellung der Pedale, der Füße und Beinbewegungen beim schnellen Bremsen und Gas geben achten. Es sollte auch jemand zusätzlich als Beobachter mitfahren und man sollte möglichst mehrere Autos von verschiedenen Marken in der gewünschten Größe testen. Der Einstieg muss auch möglich sein, ohne sich dafür extrem zu bücken. Es reicht schon, dass man sich beim schnellen Einsteigen die Lendenwirbel blockieren kann. Zusätzliche Blockierungen im Brust und Halsbereich sollte man bei der Auswahl eines Autos von vorneherein vermeiden.

Die Autohersteller setzen erstrangig auf Technik und Material, weniger auf Bequemlichkeit für den Menschen. Die Pedale vieler Autos in Deutschland sind nach wie vor eine Katastrophe. Sie sind oft so falsch gebaut, dass das rechte Knie und schließlich auch die rechte Hüfte des Fahrers extrem schmerzen. Ich hatte aus diesem Grund einen VW Passat nach sechs Wochen zurückgeben müssen. Ich hatte so starke Schmerzen, dass ich nicht mehr schlafen konnte. Grund dafür war: das Bremspedal lag neunzehn Zentimeter vom Boden hoch und nicht direkt vor dem rechten Fuß gebaut. Das Gaspedal befand sich daneben ca. sieben Zentimeter tiefer und hatte einen Lauf von ca. zwölf Zentimeter bis unten. Im Stadtverkehr muss man sehr häufig und schnell Gas geben und ebenso schnell bremsen. Das Problem ist dann, dass das oft zu hohe Bremspedal sich nicht genau vor dem rechten Fuß und auch nicht in derselben Höhe befindet wie das Gaspedal. Wenn dazu das Gaspedal einen langen Weg bis unten hat, muss das Bein zwischen Gas geben und Bremsen sehr lange Wege schaffen und dabei im Kniebereich rotieren.

Das Bremspedal muss deshalb vor dem rechten Bein sein, weil es in vielen Situationen instinktiv und reflexartig in Anspruch genommen wird. Kraftaufwand und Schnelligkeit werden dabei meist unkontrolliert angewandt, hunderte Male täglich. Diese rotierenden Bewegungen sind tödlich für den Knochenbau, aber dafür sehr gut für Orthopäden. Die Orthopäden haben kaum eine Chance, hinter die Ursachen der kranken Knochen zu kommen.

Die Pedal-Konstruktionen amerikanischer Autos, auch von den Trucks, sind dagegen beispielhaft. Das Bremspedal befindet sich genau gegenüber dem rechten Bein. Das Gaspedal direkt daneben ist leicht angewinkelt und in derselben Höhe wie das Bremspedal. So kann man das Auto oder den Truck fahren, ohne die Ferse vom Boden zu bewegen. Eine leichte Drehung der Ferse ermöglicht es, beide Pedale zu erreichen, ohne die Beine zu bewegen. Das ist es, was mit Ergonomie gemeint ist. Einige deutsche Hersteller können es. Als ich damals einen Kollegen darum bat, die Pedale seines Autos zu messen, verstand er nicht genau, was ich damit machen wollte. Ich erklärte ihm die Probleme. Er antwortete, so ein Auto gehabt zu haben und war zu der Zeit häufig beim Orthopäden. Seitdem er das neue Auto hatte, waren die Schmerzen weg. Er hatte bis zu diesem Tag seine früheren Probleme nicht mit dem Auto im Zusammenhang gebracht. Vielfahrer sollten vor dem Kauf eines Wagens gut überlegen, ob die Automarke, Motorisierung und Farbe wichtiger sind als ihre Knochen.

### Wirbelsäule, Beinlänge und Muskulatur

Die Muskulatur der Wirbelsäule fängt bei den Füßen an. Die Schuhe sollten auch für die Zehen breit genug sein. Die Sohle sollte so geformt sein, dass die gesamte Fläche des Fußes völlig aufgenommen wird. Es darf sich kein einziger Hohlraum unter dem Fuß bilden. Wenn man sich doch für ein bestimmtes Schuhmodell entscheiden möchte, so muss das Fußbett mit passenden Schuheinlagen ergänzt werden. Beim Schuhkauf wird der Schutz einer gesunden Körperstatik bis zum Schädel bestimmt.

Wenn ein Therapeut behauptet, dass man unterschiedlich dicke Schuhsohlen wegen unterschiedlichen Beinlängen tragen muss, möglicherweise auch orthopädische Schuhe, so bedeutet das, dass man eine „Poliomyelitis" (Kinderlähmung) als Kind gehabt hat. Vielleicht wurde auch aus irgendeinem Grund ein Knochen irgendwann gekürzt. Ansonsten gibt es keine unterschiedlichen Beinlängen. Es gibt nur Beckenschiefstände, die von Therapeuten meist nicht erkannt werden. Somit wurden dann orthopädische Einlagen verordnet.

Wenn ein Beckenschiefstand erkannt wird, muss er auch beseitigt werden, damit die Statik wieder stimmt. Leider ist erfahrungsgemäß kaum ein Orthopäde dazu in der Lage. Ein Beckenschiefstand ist im wahrsten Sinne ein Kinderspiel für einen Profi. Wenn Kinder mit ihren Eltern am Strand spielen, während diese sich in der Bauchlage von der Sonne bräunen lassen, kann es passieren, dass die Kleinen zufällig die Beine der Eltern hochziehen und übereinander kreuzen, das rechte Bein mal nach links über das linke Bein, und das linke Bein über das rechte. Teilweise ziehen sie dabei auch so kräftig, dass die Lendenwirbel eine richtige Drehung machen müssen. Die Kinder denken sich nichts dabei und die Person, mit der sie spielen, ahnt nichts davon, dass ihr Beckenschiefstand dabei beseitigt wurde, ebenso die jahrelangen Bandscheibenprobleme.

Man muss wissen, dass im Normalfall keine Wirbel dabei ausgerenkt werden können, aber wiederum die ausgerenkten sich wieder einrenken können. Der Mensch steht nach dem Sonnenbad auf und wundert sich darüber, dass seine Rückenschmerzen plötzlich weg sind. Das, was dabei passiert ist, ist einfach zu erklären. Die Kinder haben nur mit der Muskulatur gespielt und in keiner Weise mit der Wirbelsäule. Der Orthopäde hatte seit Jahren das versucht, was die Kinder in ein paar Minuten über die Muskulatur geschafft hatten. Vielleicht war die Stellung der einzelnen Wirbel noch nicht perfekt, aber die Schmerzen waren weg und die Beweglichkeit wieder da. Wenn die Schmerzen weg sind, ist die Wirbelsäule mit der Situation zufrieden, denn Schmerzen sind nur Warnsignale dafür, dass einige Funktionen nicht mehr gegeben sind. Alarmsignale rufen nach Beseitigung von Problemen aber nicht nach Schmerztabletten, durch die Schmerzen nur unterdrückt werden.

### Muskeln, Isometrie und Statik der Wirbelsäule

Die Wirbelsäule wird, wie alle unsere Knochen, nur durch unser Muskelkorsett gestützt. Es bestimmt den Halt, auch der kleinsten Knochen. Die Wirbelsäulenprobleme verraten also eine disharmonische Muskulatur. Die verstellten Dornfortsätze der Wirbelsäule sind nur Indikatoren und die sichtbaren Hinweise auf die Ursache der Schmerzen. Die Muskeln können generell geschwächt sein durch:

- eine vorhandene Krankheit
- eine Übersäuerung des Stoffwechsels
- eine Überdosis an elektromagnetischem Smog während der Nacht
- Erdstrahlen am Schlafplatz
- Matratzen und Bettzeug aus Kunststoff statt aus Naturmaterialien
- Schlafmangel

- unkontrollierte und schnelle Bewegungen,
- mehr heben wollen, als die Muskulatur erlaubt
- heben und gleichzeitig drehen
- ein Gewicht von der Seite heben wollen
- disharmonische und nicht isometrische Bewegungen
- seelischer Stress

Eine isometrische Regulation der Rückenmuskulatur verhindert Spannungen und teilweise auch unerträgliche Schmerzen im gesamten Rücken. Die Auswirkung einer disharmonischen Rückenmuskulatur kann sich in der Schulter, dem Hüftgelenk bis hin zu den Zehenspitzen bemerkbar machen.
Die zunehmenden Fälle von Rückenschmerzen sind in der Mehrheit nur Muskulatur-Probleme entlang der Wirbelsäule. Die geschwächte Muskulatur, die durch den modernen elektrischen Smog von 50 Hertz entsteht, kann sich einseitig auswirken, je nachdem, wie der Mensch gewohnt ist, sich zu bewegen.

Die permanenten Gehirnbefehle zwischen 7 bis 100 Hertz werden durch die 50 Hertz des elektromagnetischen Smogs im Hause gestört und das Nervensystem übernimmt ihn. Das Ergebnis heißt, die Muskulatur wird geschwächt und verliert somit ihre natürliche Spannung von 40 Kilo während des Schlafes. Eine geschwächte Muskulatur ist wiederum nicht in der Lage, die Statik des Körpers zu halten, die wiederum durch eine gerade Wirbelsäule bestimmt wird. Dafür müssen alle einzelnen Wirbelkörper genau aufeinanderliegen.
Sobald aber die Rückenmuskulatur geschwächt ist, wird die natürliche und notwendige Spannung zwischen den Wirbelkörpern nicht mehr ausreichend unterstützt und gestützt. Hinzu kommt, dass jeder Mensch seinen Körper anders belastet.
Ein Linkshänder bewegt sich meist anders als ein Rechtshänder. Dadurch wird je nach Bewegung und Belastung, wie zum Beispiel beim Hochheben von Gegenständen, die Muskulatur des Rückens unterschiedlich in Anspruch genommen.
Hinzu kommt, dass schwere Gegenstände nicht immer gleichmä-

ßig bewegt oder gehoben werden können. Das heißt, dass es immer wieder vorkommt, dass seitlich und gedankenlos gehoben wird. Mit gedankenlos ist gemeint, dass man sich vor dem schweren Heben gedanklich nicht auf die Aufgabe und die auf den Körper ankommende Herausforderung einstellt.

**Was kann die Muskulatur der Wirbelsäule sonst beeinflussen?**

Es gibt tatsächlich andere Faktoren, die unsere Wirbelsäule im täglichen Leben über die Muskulatur beeinflussen.
Die Muskulatur ist näher an das Nervensystem angedockt als die Wirbelsäule. Die Rückenschmerzen, die man der Wirbelsäule zuordnet, sind auf protestierende Nerven zurückzuführen, die zwischen den einzelnen Wirbeln eingeklemmt und dadurch teilweise entzündet sind.

Das ist auf eine sogenannte Blockierung der Wirbelkörper zurückzuführen, weil die Muskulatur im Bereich dieser Wirbelkörper nicht ausreichend stark war, um die Wirbelsäule im Lot zu halten.

Eine solche Blockierung kann durch einen ungünstigen und plötzlichen Sturz, bzw. einen Unfall entstehen. In einem solchen unvorhergesehenen Fall ist eine instinktive Vorbereitung der Muskulatur kaum möglich.
Eine geschwächte Muskulatur der Wirbelsäule, gleich wie sie zustande kommt, ob durch einen Fall oder eine dauerhafte negative Auswirkung, darf nie soweit führen, dass zwei Wirbelkörper sich völlig verkannten. In diesem Fall würden die Wirbelkörper eine Verformung der Bandscheiben verursachen und so quetschen, dass sie bis auf das Rückenmark drücken.

Dadurch kann eine Lähmung, in einzelnen Fällen sogar eine Querschnittslähmung, entstehen. In einem solchen Fall ist es also wichtig, einen Therapeuten zu finden, der rechtzeitig die Muskulatur so entspannt, dass beide Wirbelkörper in ihre richtige Stellung zurückfinden.
Es sind die Fälle, in denen Schulmediziner zum Skalpell greifen.

Solche Probleme werden als Wirbelsäulenprobleme angesehen, statt als eine Fehlstellung der Muskulatur. In den seltensten Fällen sind Wirbelsäulen- und Gelenkoperationen notwendig. Nicht zu Unrecht wird in den Medien auf zu leichtfertige Operationen der Schulmedizin aufmerksam gemacht.

Selbst Ärzte haben starke Rückenprobleme, worüber sie jedoch nicht sprechen. Sie haben nahezu alle Angst vor Krankenhäusern und Operationen. Sie kennen auch die Begründung dafür: Der Patient gilt als Ware.

### Die Wirbelsäule als Ausdruck von seelischen Problemen?

Die Wirbelsäule wird gerne als Indikator für seelische Probleme angesehen. Ein Mensch mit geneigtem Rücken und fallenden Schultern trägt scheinbar eine schwere Last. Das tut er auch selbst, wenn er noch nie schwere Arbeiten geleistet hat. Es kommt aber darauf an, was er für eine seelische Last trägt, was er für Familiendramen geerbt hat, und was er für ungelöste Probleme mit sich trägt. Es sind teilweise Probleme, von denen er nicht die geringste Ahnung hat und wofür er nichts kann.

### Einfache Zuordnung von Zähne und Organen

**Oberkiefer rechts**

1--8 Schulter, Herz, Zentrales Nervensystem, Epilepsie, Burnout, Lungen, Ohr

1--7 Kieferhöhle, Magen, Schilddrüse, Sinusitis

1--6 Kieferhöhle, Magen, Schilddrüse, Sinusitis

1--5 Lunge, Dickdarm, Thymus, Nasennebenhöllen, Ellbogen

1--4 Lunge, Dickdarm, Thymus, Nasennebenhöllen, Ellbogen, Schulter

1--3 Leber, Gallenblase, Knie, Hüfte, Auge

1--2 Blase, Niere, Knie, Blase, Steißbein, Niere, Unterleib, Lendenwirbel

1--1 Unterleib, Stirnhöhle, Ohr

**Oberkiefer links**

2--1 Knie hinten, Fuß, Steißbein, Niere, Blase, Stirnhölle Unterleib,

2--2 Knie hinten, Fuß, Steißbein, Niere, Blase, Stirnhölle Unterleib,

2--3 Leber, Gallenblase, Knie, Hüfte, Auge

2--4 Lunge, Dickdarm, Thymus, Nasennebenhöllen, Ellbogen, Bronchien

2--5 Lunge, Dickdarm, Thymus, Nasennebenhöllen, Ellbogen, Bronchien

2--6 Magen, Milz, Bauchspeicheldrüse, Schilddrüse, Kiefer

2--7 Magen, Milz, Bauchspeicheldrüse, Schilddrüse, Kiefer

2--8 Schulter, Herz, Zentrales Nervensystem, Epilepsie, Burnout, Lungen, Ohr

Diese Probleme sind durch spezielle Therapeuten zu lösen. Jeder Zahn hat eine Verbindung zu einem oder mehreren Wirbelkörpern. So können Rückenschmerzen entstehen, die keine Rückenschmerzen sind, sondern seelische Probleme, die mit dem Zahn verbunden sind.

Dafür sind zwei Arten von Therapeuten zu konsultieren. Einmal ein Zahnarzt der ganzheitlichen Zahnmedizin (GZM) und auch ein Fachmann der neurolinguistischen Programmierung (NLP). Eine Familienaufstellung kann auch helfen, die Ursachen von seelischen Problemen zu entdecken. Ein Heilpraktiker kann dazu Auskunft geben.

**Unterkiefer rechts**

4--8 Schulter, Herz, Zentrales Nervensystem, Epilepsie, Burnout, Lungen, Ohr

4--7 Arterien, Venen, Dickdarm, Lunge, Schulter, Ellbogen

4--6 Arterien, Venen, Dickdarm, Lunge, Schulter, Ellbogen

4--5 Lymphgefäße, Magen, Kiefer, Kieferhöhle, Knie, Pankreas, Sinus

4--4 Lymphgefäße, Magen, Kiefer, Kieferhöhle, Knie vorn, Pankreas, Sinus

4--3 Keimdrüse, Leber, Auge, Knie, Hüfte, Fuß, Leber, Galle

4--2 Blase, Knie, Unterleib, Niere, Steißbein, Fuß, Stirnhölle, Nebenniere

4--1 Blase, Knie, Unterleib, Niere, Steißbein, Fuß, Stirnhölle, Nebenniere

**Unterkiefer links**

3--1 Blase, Knie, Unterleib, Niere, Steißbein, Fuß, Stirnhölle, Nebenniere

3--2 Blase, Knie, Unterleib, Niere, Steißbein, Fuß, Stirnhölle, Nebenniere

3--3 Keimdrüse, Leber, Auge, Knie, Hüfte, Fuß, Leber, Galle

3--4 Lymphgefäße, Magen, Kiefer, Kieferhöhle, Knie vorn, Pankreas, Sinus

3--5 Lymphgefäße, Magen, Kiefer, Kieferhöhle, Knie vorn, Pankreas, Sinus

3--6 Arterien, Venen, Dickdarm, Lunge, Schulter, Ellbogen

3--7 Arterien, Venen, Dickdarm, Lunge, Schulter, Ellbogen

3--8 Schulter, Herz, Zentrales Nervensystem, Epilepsie, Burnout, Lungen, Ohr

2--8 Schulter, Herz, Zentrales Nervensystem, Epilepsie, Burnout, Lungen, Ohr

Die Tabelle von Dr. Voll in Zusammenarbeit mit anderen Therapeuten ist ein größeres Plakat in DIN A2. Die kleine Schrift dieser großen Tabelle gibt alle Details, auch den Bezug zu jedem

Zahn und zu den einzelnen Wirbelkörpern und mehr an. Eine fachmännische Behandlung der Zähne kann also geerbte, seelische Probleme lösen und folglich auch geistige Probleme. Letztendlich können somit auch körperliche Probleme disharmonischer Art gelöst werden.
Der Körper ist die sichtbar ausführende Mechanik von präzisen Befehlen, die aus dem Geist über das Nervensystem und die Muskulatur kommen. Dafür müssen Seele, Geist und Körper als eine Einheit harmonisch miteinander arbeiten.

## Was verbindet Wirbelsäulenschmerzen mit den Zähnen und mit der Seele?

Friedrich Ochsenreither aus Karlsruhe hat eine eindeutige Verbindung zwischen den Zähnen und der Seele festgestellt. Mehr dazu in meinen Büchern.
Er hat die Zahngruppen in vier Lebensstufen eingeteilt und jeden Zahn einer seelischen Verbindung zugeordnet von den ungelösten Problemen der Eltern bis hin zu den absolut aktuellen Problemen. Es bedeutet also, dass ein ermittelter Problemzahn nicht unbedingt krank ist, sondern nur schmerzt, weil er ein seelisches Defizit ausdrücken will.

Genauso ist jeder Zahn für ein oder mehrere Organe zuständig und somit auch für mehrere Wirbelkörper.

Die seelisch kranken Zähne lassen sich für einen Radiästheten sehr gut mit einem Pendel herausfinden. Vorausgesetzt, man hat sich mit dem Thema ausreichend befasst. Diese Zähne sind oftmals absolut gesund im Sinne eines sichtbar gesunden Zahnes. Sie brauchen also nicht unbedingt zahnmedizinisch behandelt zu werden, sondern nur mithilfe homöopathischer Mittel. Sie sind nur krank im seelischen Sinn.

Ochsenreither fand folgendes heraus: „Die Zähne der 4-er Gruppe unten rechts beinhalten die Geschichte der Eltern, teilweise auch der Großeltern. Die Zähne der 3-er Gruppe unten links betreffen die eigene Seele, beziehungsweise welche Vorbelastung und

Vorbestimmung man für das eigene Leben mitbekommen hat. Die 2-er Gruppe oben links betrifft die Geschichte der eigenen Kindheit, mit den Dramen und Verletzungen, die davon geblieben sind. Die 1-er Gruppe oben rechts betrifft die aktuelle Zeit und die aktuellen und ungelösten Probleme. So übernimmt man mit dem 4.4 meistens die Seele von toten Geschwistern. Das Kind kann durch einen Unfall oder Krankheit gestorben sein, aber auch durch Abtreibung oder Fehlgeburt. Der Körper durfte nicht leben, aber die Seele bleibt und versucht, über das nächste Geschwisterkind immer dabei zu sein. Dieses trifft dann oft Entscheidungen, die es manchmal nicht versteht und manchmal eigentlich nicht so wollte. Meine eigene Schlussfolgerung aus einigen radiästhetischen Tests ist die: Problematisch wird es oft für eine Person, wenn das verstorbene Kind vorher das andere Geschlecht war. Das kann das Sexuelle extrem belasten, ohne dass man den Grund dafür weiß. Eine homöopathische Behandlung des 4-er Zahnes in den vier Zahngruppen könnte in diesem Fall ein Leben völlig verändern.

Oftmals hört man von kranken Menschen: „Das liegt bei uns in der Familie. Meine Geschwister haben das auch.“ Wenn aber nachgefragt wird, ob die Eltern oder Großeltern auch von der Krankheit betroffen waren, ist es nicht selten, dass diese Frage mit „Nein“ beantwortet wird. Es bedeutet also, dass die Krankheit nicht genetisch bedingt ist. Vermutlich liegt diese gleichartige Erkrankung unter Geschwistern an den seelisch nicht gelösten Problemen der Eltern, die sich über die 4-er Zähne bei allen Geschwistern eingelagert haben. Diese seelisch kranken Zähne der Geschwister sind auch für die zugehörigen Organe verantwortlich. Somit ist es nicht auszuschließen, dass die Geschwister das schicksalshafte Erbe der Eltern übernommen haben. Dann ist es notwendig, einen guten Zahnarzt der ganzheitlichen Zahnmedizin (GZM) zu besuchen, der den Wegatest durchführt oder mit Pendel arbeitet. Kennt er diese Methoden oder ähnliche nicht, dann handelt es sich vermutlich um einen herkömmlichen Zahnarzt mit täuschender Qualifikation. So sollte man nach dem gewünschten Spezialisten weitersuchen.

Trifft es dann mit den Zähnen zu, sollten die erkrankten Geschwister sich ebenso untersuchen lassen. Anschließend empfiehlt es sich für alle, an einer Familienaufstellung (NLP) teilzunehmen. Damit wird die Vergangenheit der Familie endgültig aufgearbeitet und die nächste Generation von diesen Belastungen verschont.

So hat jeder Zahn seine Bedeutung. Die 8-er Zähne stehen zum Beispiel und unter anderem für Psyche, Zentralnervensystem, Epilepsie und somit auch für das Burnout Syndrom.

Die folgenden Zahntabellen zeigen jeweils die Zahngruppen, diese stehen übereinander, eine Tabelle für die linke Seite und die andere für die rechte Seite.

| **ZÄHNE Unterkiefer** | **Der psychische BEZUG der ZÄHNE rechts** | **ZÄHNE Oberkiefer** |
|---|---|---|
| | **ZAHNGRUPPEN** | |
| **4. Ahnen** | **und ungelöste Probleme** | **1. Aktuell** |
| 4--9 | Rivale, Neid | 1—9 |
| 4--8.2 | Kriegsleiden, berufliche Gegner, Burnout | 1--8.2 |
| 4--8.1 | Bekannte irgendeiner Art | 1--8.1 |
| 4--7.3 | Bekannte | 1--7.3 |
| 4--7.2 | Freunde, Verwandte | 1--7.2 |
| 4--7.1 | Schwiegereltern | 1--7.1 |
| 4--6.3 | gewollte Partner | 1--6.3 |
| 4..6.2 | fügungsmäßiger Partner | 1--6.2 |
| 4--6.1 | besetzende Eltern | 1--6.1 |
| 4--5 | Geschwister bis 14 Jahre | 1--5 |
| 4--4 | Kinder bis 14 Jahre | 1--4 |
| 4--3 | karmischer Problempartner | 1--3 |
| 4--2 | Geschlechtspartner | 1--2 |
| 4--1 | Eltern und Ahnen | 1--1 |

Der 4.8, der 2.8 und der 1.8 sind bei einem Burnout meistens betroffen. Werden diese Zähne nicht fachmännisch behandelt, so ist erfahrungsgemäß kaum mit einer dauerhaften Heilung zu rechnen. Der 4.8 Zahn ist meistens der Anfang aller Dinge, was Burnout angeht. Er ist bei uns fast immer für die Nazi-Zeit zuständig, egal, ob die Eltern oder Großeltern Opfer oder Täter waren. Süchtige Smartphone-Nutzer sind besonders gefährdet, weil sie sich von der Gesellschaft abschirmen. Die Datenmenge, mit der sie sich permanent konfrontieren, können weder von ihrer Intelligenz, noch von ihrer Seele verarbeitet werden. Erfahrungen des Lebens ergeben sich aus Gesprächen. Diese Erfahrungen im seelischen Bereich helfen unbewusst, eigene versteckte Probleme zu verstehen und zu lösen. Die Smartphone-Gesellschaft ist kontaktarm und wird zwangsläufig menschenscheu. Depressionen, Konzentrationsverluste und Psychiater haben Zukunft.

Hinzu kommt, dass jeder der vier 8-er Zähne für Herz und Kreislauf steht. Eine organische Erkrankung dieser Zähne kann zu einer Unterversorgung des Gehirns führen und somit zu zerebralen Erschöpfungszuständen, die wiederum zu einem Burnout beitragen können.

Die Angaben dieser Tabelle, nach Friedrich Ochsenreither, sind richtungsweisend und wichtig, um den Ursprung von Krankheiten durch Familienerlebnisse und Tragödien erkennen zu können.

| Der psychische Bezug der Zähne | | |
|---|---|---|
| **3. Eigene Seele** | | **2. Kindheit** |
| 3--1 | Eltern und Ahnen | 2--1 |
| 3--2 | Geschlechtspartner | 2--2 |
| 3--3 | karmischer Problempartner | 2--3 |
| 3--4 | Kinder bis 14 Jahre | 2--4 |
| 3--5 | Geschwister bis 14 Jahre | 2--5 |
| 3--6.1 | besetzende Eltern | 2--6.1 |
| 3--6.2 | fügungsmäßiger Partner | 2--6.2 |
| 3--6.3 | gewollte Partner | 2--6.3 |
| 3--7.1 | Schwiegereltern | 2--7.1 |
| 3--7.2 | Freund, Freundin | 2--7.2 |
| 3--7.3 | Bekannte | 2--7.3 |
| 3--8.1 | Bekannte irgendeiner Art | 2--8.1 |
| 3--8.2 | Kriegsleiden, berufliche Gegner | 2--8.2 |
| 3--9 | Rivale, Neid | 2--9 |

Ein Liegetest von 15 Minuten ist auch auf dem Schlafplatz von Burnout - Kranken zu empfehlen. Spürt man nach wenigen Minuten, dass die Füße kalt sind und zu kribbeln anfangen, dass das Herz schwerer schlägt und man kurzatmiger wird, so ist davon auszugehen, dass auch der Kopf nicht ausreichend durchblutet ist. Es bedeutet, dass der Schlafplatz saniert werden muss. Nach der Entsorgung aller Störungen aus dem Schlafzimmer sollte der Liegetest wiederholt werden.

Plastik, besonders die durchsichtigen synthetischen Stoffe, Metalle, Flüssigkeiten und Gegenstände aus dickem Glas können die Verursacher der gestörten Durchblutung sein. Je weniger man davon im Haus hat, selbst in den untersten Etagen, umso besser schont man die Gesundheit der Familie. Alle Gegenstände, die aus Materialien unterhalb der Erdkruste gewonnen wurden, sollte man im Wohnbereich weitestgehend als störend betrachten. Dazu müssen möglicherweise auch die Betten verstellt werden, um einer natürlichen Neutronenstrahlung auszuweichen.

Anhand der Tabelle von Ochsenreither über den psychischen Bezug der Zähne ist auch besser zu verstehen, dass zum Beispiel Wirbelsäulenschmerzen nie völlig verschwinden können, solange die Zähne nicht in einem einwandfreien Zustand sind, sowohl seelisch als auch organisch. Die verwendeten Legierungen von Zahnärzten müssen außerdem genau auf die individuelle Verträglichkeit des jeweiligen Patienten abgestimmt werden.

Wurzelbehandlungen, die an der Tagesordnung sind, stören die Seele zusätzlich. Der Zahn ist tot, also muss er weg, ganz weg. Der Mund soll kein Friedhof sein, damit die Seele nicht daran erkrankt. Solch eine falsche Zahnbehandlung macht einen Menschen organisch und seelisch krank. An einem toten Zahn sind schon viele Partnerschaften gescheitert.

Gut ausgebildete Zahnärzte aus der ganzheitlichen Zahnmedizin erkennen meistens diese Probleme durch eine andere Art von Untersuchungstechniken. Sie behandeln entsprechend und berücksichtigen zusätzlich die Verbindungen zwischen Zähnen und Meridiane.

Da ich mit Pendel und der Wünschelrute seit über 30 Jahre arbeite, ist es mir möglich, die kranken Zähne zu identifizieren. Eine befreundete Zahnmedizinerin der GZM bestätigt mir, dass sie mithilfe des Wegatestes immer die vorgegebenen Zähne ermittelt.

## Empirische Übersichtstabelle zu der Verbindung und Meridiane

| | **Oberkiefer rechts** | | **Oberkiefer links** |
|---|---|---|---|
| 1--8 | Herz, Dünndarm | 2--8 | Herz, Dünndarm |
| 1--7 | Magen, Bauchspeicheldrüse | 2--7 | Magen, Milz |
| 1--6 | Magen, Bauchspeicheldrüse | 2--6 | Magen, Milz |
| 1--5 | Darm, Lunge | 2--5 | Darm, Lunge |
| 1--4 | Darm, Lunge | 2--4 | Darm, Lunge |
| 1--3 | Leber, Galle | 2--3 | Leber, Galle |
| 1--2 | Blase, Niere | 2--2 | Blase, Niere |
| 1--1 | Blase, Niere | 2--1 | Blase, Niere |

| | **Unterkiefer rechts** | | **Unterkiefer links** |
|---|---|---|---|
| 4--8 | Herz, Dünndarm | 3--8 | Herz, Dünndarm |
| 4--7 | Darm, Lunge | 3--7 | Darm, Lunge |
| 4--6 | Darm, Lunge | 3--6 | Darm, Lunge |
| 4--5 | Magen, Bauchspeicheldrüse | 3--5 | Magen, Milz |

| | | | |
|---|---|---|---|
| 4--4 | Magen, Bauchspeicheldrüse | 3--4 | Magen, Milz |
| 4--3 | Leber, Galle | 3--3 | Leber, Galle |
| 4--2 | Blase, Niere | 3--2 | Blase, Niere |
| 4--2 | Blase, Niere | 3--1 | Blase, Niere |

Es ist davon auszugehen, dass die linke Zahngruppe überwiegend für die linke Seite zuständig ist, und die rechte Gruppe für rechts. Im Fall von unerklärlichen Beschwerden sollte diese Möglichkeit beachtet werden.

**Was verbindet nach Dorn den Rücken mit Organen und Seele?**

In seiner Wirbeltherapie beschreibt Dorn die Bedeutung und Verbindung von Blockaden und Seele.

Die Lehrtafel der Dorn-Therapien beschreibt die Verbindungen zwischen Blockaden, Organen und Informationen der Seele. Diese Lehrtafel: „Die sanfte Wirbeltherapie nach Dorn“ ist umfangreich und einfach erklärt. Sie ist wichtig für Mediziner und Heilpraktiker.

Hier die Bezugsadresse:
„Die Medieninsel in Lindau“ Tel. 08382-23319,
oder webkontakt@dorn-methode-therapie.de

### Wie testet man den Rücken?

Ein Mensch kann sich selbst den Rücken nicht abtasten und gezielt drücken. So ist er auf einen Partner angewiesen.
Der ausgesuchte Partner sollte über technisches Denken verfügen, um die gewollte Wirkung seiner handwerklichen Tätigkeit zu verinnerlichen.

Er muss besonnen, vorsichtig und bewusst auf das positive Ziel seiner Aufgaben eingestellt sein. Dafür muss er in seinen Handlungen auch entschieden und nicht ängstlich sein. Er muss den inneren Wunsch haben, jemandem in der Not helfen zu wollen und er muss sich entsprechend vorbereiten.

Die Aufgabe ist sehr einfach und ungefährlich. Sie bezieht sich nur auf eine Ausrichtung der Muskulatur, durch einen gezielten und entschiedenen Druck. Dieser Druck entsteht bei einem plötzlichen Ruck an der richtigen Stelle. Dadurch erleben die Muskeln eine plötzliche Überraschung, worauf sie sich nicht vorbereiten können. Bei dem ruckartigen Zug auf die Muskeln finden die verstellten Wirbel wieder zueinander. Die eingeklemmten Nerven werden dabei befreit. Die entsprechenden Organe werden wieder mit Energie versorgt und die Schmerzen verschwinden.

Sportarten und Kampfsport wie Boxen, Judo, Karate und mehr stellen vergleichsweise eine andere Herausforderung an die Muskulatur.

Während einer Ayurveda-Kur auf Sri-Lanka, nahm ich an einem Vortrag über Rückenbehandlungen teil. Der Therapeut aus Colombo führte diese logische und einfache Methode vor, die ich bisher bei keinem anderen Therapeuten erlebt hatte. Seine Methode ergänzte die von Andreas Hofmann aus Randesacker. Auch er behandelte den Mensch nur liegend in der Bauchlage. Für problematische Lendenwirbel und Hüften ließ er den Patienten nur mit dem Oberkörper auf dem Behandlungstisch liegen, sodass die Beine vom Becken an nach unten hingen. So ergab sich ein Winkel von 90 Grad zwischen Oberkörper und den herunterhängenden Beinen. Die Blockierungen wurden deutlich sichtbar.

Er behandelte nur über die Muskulatur. Die Methode widerspricht allen bekannten Methoden. Orthopäden arbeiten schulmedizinisch und sind daher nicht in der Lage, sämtliche Wirbel der Wirbelsäule über die Muskulatur zu behandeln. Sie spritzen, um die Schmerzen zu betäuben und interessieren sich nicht für die Ursache. Sie stellen unterschiedliche Beinlängen fest, weil ein Beckenschiefstand vorliegt und verschreiben Schuhe mit entsprechend dicken Sohlen oder Einlagen. Mit der Methode aus Sri-Lanka kann jeder Wirbel einzeln deblockiert werden, bis zum Steiß. Unterschiedliche Beinlängen gibt es extrem selten. Sie sind meist die Folgen von Kinderlähmung (Poliomyelitis). Das wäre ein Extremfall.

Die unterschiedlichen Beinlängen, wie man sie im Allgemeinen kennt, resultieren aus einer verstellten Muskulatur im Lendenwirbelbereich. Das ergibt den Beckenschiefstand, der in wenigen Sekunden zu beseitigen ist und wodurch die Beine wieder gleich lang werden.

Orthopädische Schuhe beseitigen nicht das Problem. Sie unterstützen nur die bestehende Fehlstellung der Hüfte, bis eine der beiden Hüften schneller verschleißt. Dann wird wirklich ein neues Hüftgelenk notwendig, was bei einer rechtzeitigen Behandlung der Muskulatur nicht nötig gewesen wäre.

Den Beckenschiefstand kann also jeder sehr schnell beseitigen. Jeder Laie schafft es in wenigen Sekunden. Es ist absolut risikolos, vorausgesetzt, dass noch kein künstliches Hüftgelenk eingesetzt wurde. Für diesen Fall habe ich ebenfalls eine gezielte Behandlungsmethode über die Muskulatur entwickelt (siehe Abbildungen im Buch).

**Welche Organe hängen von den einzelnen Wirbelkörpern ab?**

Alle Organe, alle Zähne, alle Wirbelkörper, auch die Handflächen und Füße sind miteinander verbunden. Die seelischen Probleme sind, wie Dorn es in seiner Lehrtafel beschreibt, ebenso in den Wirbelkörpern eingelagert. Daraus ergeben sich Schmerzen und deren Ausstrahlungen in Organe und Körperteile. Folgende Tabelle soll einen ungefähren Eindruck über die Verbindung zwischen Wirbelkörper und Organe verdeutlichen:

**Wirbelkörper der verschiedenen Bereiche der Wirbelsäule und ihre Beziehung zu Organen und Bereiche des Körpers:**

| | | |
|---|---|---|
| Gehirn | 1 | Atlas Krämpfe |
| Kopf vorne | 2 | Körperachse |
| Kopf, Augen | 3 | Becken, Zähne |
| Ohren, Nase | 4 | Zähne |
| Ohren | 5 | Kropf, Schilddrüse |
| Mandel | 6 | Herzklopfen |
| Mandel, Kehlkopf | 7 | Kropf, Heiserkeit |
| Schulter, Nacken | 1 | Arme, Schulter, Nacken |
| Herz | 2 | Stimmbänder |
| Herz | 3 | Rippenfell |
| Herz | 4 | Zähne |
| Lunge | 5 | Thymusdrüse, Brust |
| Magen, Leber | 6 | Galle |
| Magen, Leber | 7 | Magen, Leber |

| | | |
|---|---|---|
| Netzhaut, Milz | 8 | Leber |
| Bauchspeicheldrüse | 9 | Drüsen |
| Magen | 10 | Hautfunktionen |
| Nieren | 11 | Darm |
| Nieren, Dickdarm | 12 | Nieren |
| Dünndarm | 1 | Mastdarm, Uterus |
| Dünndarm | 2 | Blinddarm, Blase |
| Haut, Venen | 3 | Knoten |
| Haut, Venen | 4 | Mastdarm |
| After | 5 | Mastdarm |
| After | 1 | Unterleib |
| Hoden | 2 | Uterus |
| Hoden | 3 | Steiß |
| Steiß | 4 | Vorsteherdrüse |
| Kniegelenke, Füße | 5 | Hämorrhoiden |

Hier wird die Verflechtung aller Körperteile, inklusive der Zähne, in Bezug auf die Gesundheit dargestellt. Auch Augen, Füße und Gesicht geben nach außen Auskunft über den Gesundheits- oder Krankheitszustand.

**Schlafplatz und Wirbelsäule?**

Wenn man nach einem ganzen Tag Arbeit am Abend ohne Rückenschmerzen zu Bett geht, dafür morgens mit Rückenschmerzen aufsteht, muss es nicht bedeuten, dass die Matratzen daran schuld sind. Das kann man ohne Matratze über mehrere Nächte testen.

Rückenprobleme und Verspannungen der Wirbelsäule am Morgen sind meistens von einem gestörten Schlafplatz abhängig. Ein gestörter Schlafplatz zeigt sich außerdem daran, dass man schlecht schlafen kann, insbesondere zwischen Mitternacht und 5 Uhr morgens und akut bei Vollmond.

Ein Liegetest von 15 Minuten müsste am Schlafplatz gemacht werden. Falls das Gefühl sich wiederholt, muss man an der Stelle von einer Neutronenstrahlung ausgehen. Alp - und Angsträume sind ein Indikator für gefährliche Neutronenstrahlungen aus der Erde. Diese kann man nie entstören. Man kann ihnen nur ausweichen, indem das Bett woanders hingeschoben wird.

Die erste und richtige Maßnahme ist, über Nacht den Elektrosmog im Schlafzimmer zu vermeiden. Damit werden die 50 Hertz beseitigt und eine Übersteuerung des Nervensystems verhindert.

Die zweite Maßnahme wäre, die störenden Plastikteile im Schlafzimmer und überall im Hause zu entsorgen. Sie übernehmen und verteilen Neutronenstrahlungen, wodurch der Tiefschlaf verhindert wird. Dumme und zusammenhangslose Träume sind ein Indikator für Plastikstörungen. Anschließend sollte der Liegetest nochmal gemacht werden.

Als wir plötzlich nicht mehr schlafen konnten, merkte ich, dass eine Störung aus dem Nachbarhaus kam. Meine Nachbarn kennen das und wenn ich an deren Tür klingele, frage ich: „Na! Auch nicht geschlafen?" Meist ist es auch so, dann darf ich die Ursache der Störungen, die keine dicken Wände und Betondecken kennen, orten. So kann es an einer neu installierten Fliegengitter-Tür liegen oder an der Kartonverpackung von Kosmetiktüchern. Die eingeklebte Plastikfolie einer dieser Kartons hatte aggressive

Strahlen im Keller des Nachbarn übernommen und über zwei Betondecken und ein doppeltes Mauerwerk gesendet. Die Folie wurde entfernt und der ungestörte Schlaf war für alle wieder da. Es hängt immer davon ab, ob ein solches Plastikstück auf einem natürlichen Krebspunkt steht und aus welcher Zusammensetzung es besteht.

### Schmerzen in der Wirbelsäule

Die Wirbelsäule selbst zeigt uns immer, woher die Schmerzen kommen. Es ist nicht von ungefähr, dass die Wirbelsäule die einzige sichtbare Knochenformation des Körpers ist. Mit den fühlbaren Wirbeln im Rücken will sie uns genau zeigen, woher die Rücken- und Hüftschmerzen kommen. Sie zeigt es uns durch ihre auffälligen Dornfortsätze. Die einzelnen Wirbelkörper sind nur Indikatoren für die Herkunft von Wirbelsäulenproblemen. An ihr gibt es nichts zu behandeln, an ihr gibt es auch nichts zu operieren, außer nach einem Unfall versteht sich. Die Dornfortsätze der Wirbelsäule geben Auskunft über eine ungleiche bzw. disharmonische Muskulatur. Das gilt für die gesamte Muskulatur entlang der Wirbelsäule, vom Atlas-Bereich bis zum Steiß. Ein blockierter Atlas ist fast immer vor oder bei der Geburt entstanden.

Auf den nachfolgenden Bildern bzw. Erklärungen von Schümperli werden die wesentlichen Merkmale für eine gesunde Statik der Wirbelsäule erklärt. Schwerpunkt von Schümperli ist die Deblockierung des Atlasses wie in den Bildern gezeigt wird.

Der Atlas muss als Knochen direkt behandelt werden. Die Schümperli-Spezialisten sind meines Erachtens nach dafür die einzige richtige Adresse. Diese Fehlstellung kann auch von einer geschickten Person mit zwei Fingern ertastet werden.

Wenn der Atlas in Höhe der Ohren zu einer Seite hin deutlich enger als die andere Seite ist und so an den Schädelknochen drückt, muss man davon ausgehen, dass die Befehle aus dem Gehirn keine einwandfreie Steuerung einiger Organe mehr gewährleisten. An der engen Stelle ist der leichteste Druck schmerzhaft. Damit lassen sich möglicherweise viele gesundheitliche Mängel erklären, die bislang von Niemandem festgestellt wurden. Nach den vielen Jahren ist dann der Atlas so fest, dass er nicht ohne weiteres in die richtige Position zu bringen ist. Das sollte man immer abklären, auch im Alter. Gerade im Alter, wenn der Körper dazu neigt, kleiner zu werden, ist es wichtig, dass der Atlas richtig gesetzt und der Spinalkanal frei ist, damit die Gehirnbefehle nicht behindert werden. Mehr Infos unter: www.atlasprofilax.de

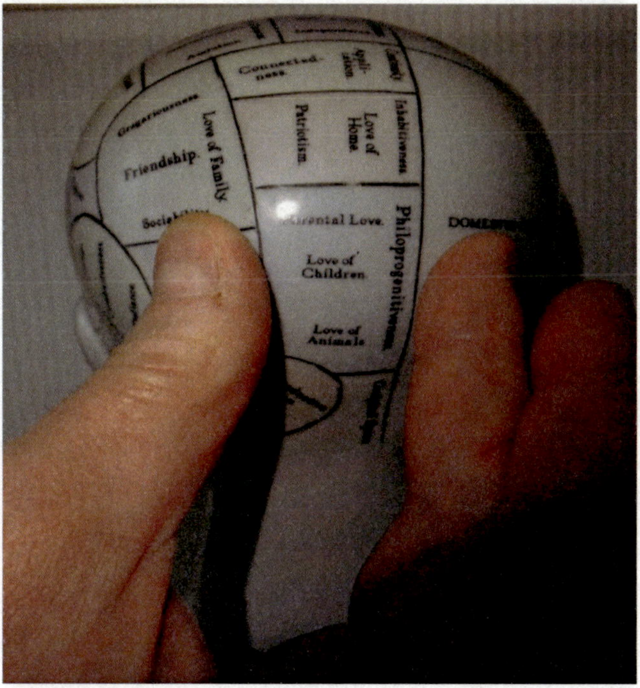


So wie abgebildet kann man den Atlas testen. Es ist oft nicht sehr einfach und nicht immer deutlich. Daher muss man schon vom oberen Bereich der Halswirbel starten. Man stellt sich vor den Menschen. Dieser neigt seinen Kopf fest gegen die Schulter. Daumen und Zeigefinger hält man etwas auseinander und beide Finger drücken ab dem Nacken ins Fleisch, dann sehr langsam die Finger mit Druck hochschieben, bis sie in den Bereich des Atlasses, wie im Bild, ankommen. Jetzt beginnt man mit den Fingern zu spüren, dass die engere Stelle genau die ist, wo der Mensch einen Schmerz empfindet. Die andere Seite dagegen fühlt sich breiter an und bleibt weitgehend schmerzfrei. In dem Fall empfiehlt es sich, einen Schümperli-Spezialist aufzusuchen.

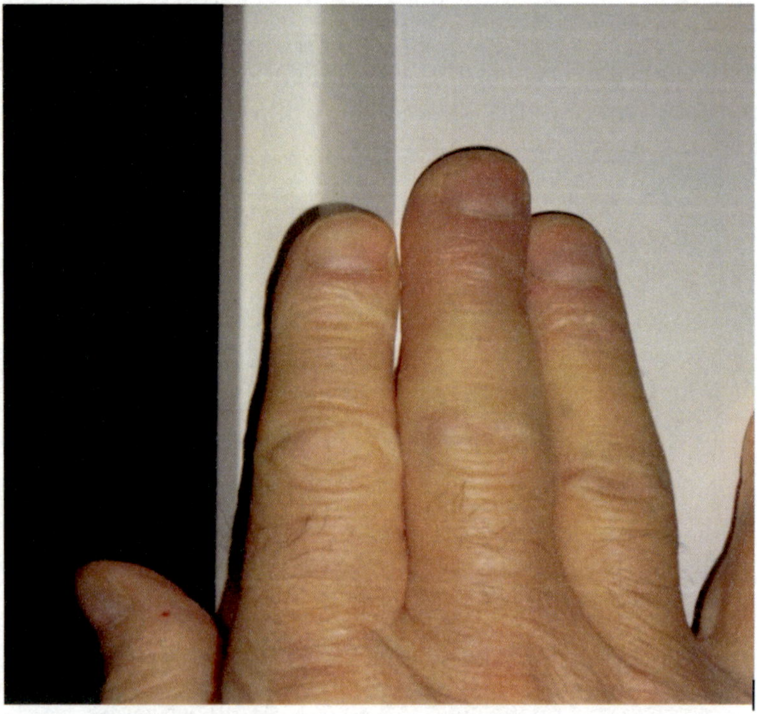

Die „Türkanten Methode" ist sehr einfach.

Um eine Wirbelsäule genau abzutasten, eignet sich die einfache Türkanten-Methode am Besten. Diese Methode aus dem Vortrag auf Sri-Lanka, habe ich so genannt, weil sie so besser nachvollziehbar ist.

Sie sollte zuvor eingeübt werden, um sicherzustellen, dass man in der Lage ist, den genauen Verlauf aller Dornfortsätze der gesamten Wirbelsäule richtig fühlen zu können.

Beide Finger, Zeige- und Mittelfinger, werden dabei fest aneinandergedrückt, sehr flach aufgelegt und oben an der Kante einer geöffneten Tür angelegt. Wie gesagt: die Fingerspitzen und die ersten zwei Fingerknochen der jeweiligen Finger werden so flach und so fest wie möglich aneinander aufgelegt, dass sie wie auf Gleisen fahren, ohne zu entgleisen. Die Türkante muss deutlich zwischen den beiden Fingern zu spüren sein. Jetzt lässt man die Finger mit Druck soweit wie möglich nach unten gleiten. Man fühlt und merkt sich eine sichere Empfindsamkeit der geraden Linie der Türkante nach unten. Man wiederholt die Übung mit den Fingern der anderen Hand, um zu erfahren, welche Finger der beiden Hände das bessere Gefühl vermitteln.

Diese gleiche und ungefährliche Übung, mit Druck entlang der Wirbelsäule, wird vieles verraten, je nachdem, welche Entgleisungen sich ergeben und in welchem Bereich. Jetzt ist man also fast soweit, um die Herkunft der Probleme des Partners festzustellen und genau zu lokalisieren. Es kann sich dabei ergeben, dass die Testperson Schmerzen an manchen Stellen empfindet. Das ist immer der Hinweis auf eingeklemmte Nerven, die irgendwo in derselben Höhe des Körpers nicht mehr richtig arbeiten können. Die betroffenen Organe leiden unter Unterversorgung und verursachen möglicherweise Schmerzen. Der blockierte Wirbel meldet durch Schmerzen, dass er deblockiert werden möchte. Nur so wird er seine Arbeit für eine richtige Organversorgung leisten können.

Der Partner oder Freund braucht sich dafür nicht völlig zu entkleiden. Je dünner aber die Kleidung ist, umso deutlicher kann man die Entgleisungen der Wirbel spüren.

Im Bild wird eine starke Entgleisung mit den beiden Zeigefingern gezeigt. Durch eine Blockierung wie diese und in dieser Körperhöhe entstehen Schmerzen bis in die rechte Schulter und bis zum Halsbereich. Der Mensch kann nicht tief atmen und nimmt instinktiv eine Schutzhaltung ein. Er wölbt seinen Rücken, wie auch alte Menschen es tun, wenn die Ursachen ihrer Probleme nicht erkannt und beseitigt wurden. Viele der älteren Menschen mit unterschiedlichen Schuhhöhen, Gehstöcken und Rollator auf der Straße, haben ihre Behinderungen nur ihrem Arzt / Therapeut zu verdanken.

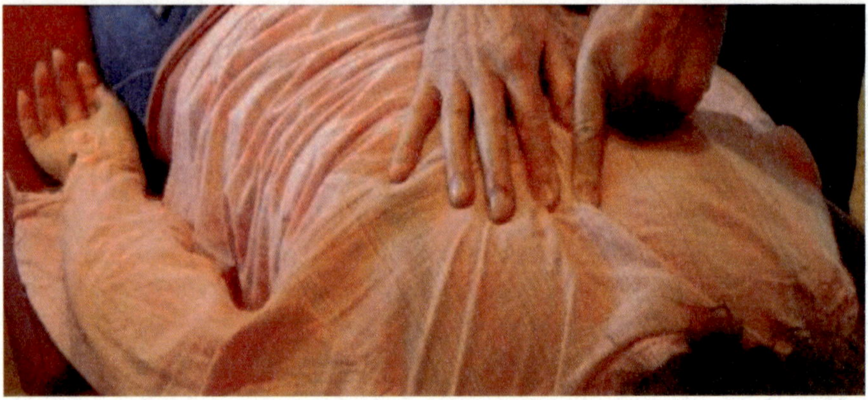

Der Vorteil dieser Methode ist, dass man die Ursachen genau und ohne eine unnötige Belastung durch Röntgenstrahlen lokalisieren kann. Rückenprobleme sind selten auf Röntgenbildern zu erkennen, vertraute mir einst ein Orthopäde mit eigener Praxis an.

Orthopäden, auch die, die keine Röntgenbilder lesen können (wie mein damaliger Orthopäde aus Coesfeld), lieben Röntgenbilder. Warum wohl?

Was die Wirbelsäule betrifft, sind Röntgenbilder nur nach einem Unfall obligatorisch. Die beängstigende Masche mancher Orthopäden: „Wir müssen erst gucken, ob vielleicht ein Tumor vorliegt.“ ist (meist) eine unnötige Panikmache, womit sich viel Geld machen lässt.

Sobald eine solche Aussage kommt, liegt es beim Patienten, die Praxis zu verlassen und sich jemanden zu suchen, der es richtig kann.

Ich hatte mir wieder einmal den Rücken verrenkt. Ein Sportarzt sagte mir, als ich ihm meine Röntgenbilder zeigen wollte: „Packen Sie das weg, es interessiert mich nicht, darauf kann man nichts sehen, eine Wirbelsäule muss man fühlen.“ Er fühlte meine Wirbelsäule, wie es noch kein anderer Orthopäde bisher getan hatte, fand genau die Punkte und behandelte mich entsprechend.

Ein damaliger Kunde sagte mir kürzlich am Telefon, als wir über das Thema sprachen: „Die Orthopäden schaffen das nicht.“ Er

hat viele medizinische Therapeuten besucht, ehe ihm von einem Chiropraktiker geholfen wurde. Seine Feststellung hatte ich schon Jahre zuvor machen müssen.
Die meisten Orthopäden und Mediziner tasten die Wirbelsäule falsch ab, so, als ob sie nicht wüssten, dass keiner der Wirbelknochen dem anderen gleich ist. Sie tasten meistens mit einem einzigen Finger, mal links, mal rechts ab, und erkennen selten etwas bzw. gar nichts. Dann spritzen sie mal ein bisschen da und ein bisschen hier und fertig sind sie. Sie sprechen vielleicht eine Operation an und das war es.

Die Ursachen der Probleme nimmt man wieder mit nach Hause, bis die Betäubungsspritzen nicht mehr wirken. Und so geht es weiter, bis nichts mehr geht und man selbst aus der Not nach einer Operation fragt.

**Wie geht man vor, um eine Wirbelsäule abzutasten?**

Um sicherzustellen, dass alles richtig ist, kann jeder Laie nach wenigen Übungen an der Türkante die gesamte Wirbelsäule seines Partners, vom oberen Halswirbel bis zum Steiß in derselben Weise wie bei der Türkante abtasten.

Wie gesagt: kein Wirbelknochen ähnelt dem anderen. Wenn man diese Übung, wie bei der Türkante, mit zwei Fingern parallel aneinandergepresst, flach und mit Druck, über die gesamte Wirbelsäule von oben nach unten, langsam und sorgfältig gleitet, wird man deutliche oder weniger deutliche Entgleisungen der Finger spüren. Drückt man vorsichtig in die Stelle der jeweiligen Entgleisungen, wird der Partner ziemlich wild vor Schmerzen.

Die Entgleisung der Finger gibt immer den Hinweis auf die verstellte Muskulatur, jeweils zwei bis drei Zentimeter seitlich der Wirbelsäule. Diese Muskulatur tut direkt ab den Wirbelkörpern weh, weil sie nicht mehr stimmt. Die Muskeln sind nur verletzt, weil ein Wirbel sich verdreht hat, nachdem die Muskulatur selbst die Stellung der Wirbel nicht fest genug gehalten hatte. Die Entgleisung der Finger war nur die Information. Der Fehler liegt also im

Ursprung nur an der Muskulatur und nicht an der Wirbelsäule, die sich nur etwas verdreht hat.
Für den Test muss eine angenehme Unterlage ausgesucht werden, nicht zu weich und nicht zu hart. Der Mensch legt sich jetzt entspannt in der Bauchlage auf die Unterlage.

So gleitet man auf den Dornfortsätzen der gesamten Wirbelsäule bis zum Steiß hin, bis in die Po-Falte. Wie schon erwähnt, geht es, ohne dass der Mensch sich auskleiden muss. Eine dünne Kleidung ist oft besser als ohne, weil die Finger besser gleiten, als über die nackte Haut. Die Hose sollte möglichst auch aus einem dünnen Stoff sein, damit der Steiß-Bereich besser abgetastet werden kann. Der Gürtel muss grundsätzlich abgenommen und alle Taschen vollkommen geleert werden.

Man wird erstaunt sein, wie viele Wirbel voneinander versetzt sind. Einige Wirbel standen schon vor der Geburt so, verursacht durch falsche Bewegungen der Mutter während der Schwangerschaft. Dadurch entwickelt sich meist eine instinktive Schutzhaltung des ungeborenen Kindes, welche später häufig als Skoliose diagnostiziert wird.

Die Blockierungen im Mutterleib sind oft dadurch entstanden, dass die Mutter während der Schwangerschaft entweder hingefallen ist oder irgendwelche Schock - oder Schlagwirkungen erlebt hat. Der Grund ist also ähnlich wie bei einem blockierten Atlas. Der Kopf eines Babys im Unterleib seiner Mutter entwickelt sich als Erstes und ist über mehrere Monate schwerer als der restliche Körper. Die weiche Masse der jungen Bandscheiben, auch im Atlas-Bereich, ist noch zu weich, um unberechenbare Bewegungen des kleinen Körpers im Unterleib zu verarbeiten. Dadurch entstehen Blockaden, die man Jahre später nach der Geburt bis zum Erwachsenenalter noch deutlich fühlen kann.

**Kann man selbst eine Wirbelsäule deblockieren?**

Es geht sehr einfach. Selbst ein Laie ist in der Lage, die Fehler zu spüren und über die Muskulatur zu helfen, wie wenn man irgendeine Sportart betreibt. Es gibt gewisse Punkte an der Muskulatur eines Körpers, die, wie beim Boxen, Karate, Fußball und vielen anderen Sportarten, sehr bewusst und nicht besonders sanft angegriffen, bzw. gedrückt und gequetscht werden. Das ist erlaubt und braucht im Vorfeld kein medizinisches Gutachten für die vielen sehr gefährlicheren Schläge.

Wenn Ärzte und andere Therapeuten es also bisher nicht geschafft haben, dann ist es legitim, sich selbst mit dem eigenen Körper zu befassen. Die kleinen Übungen mit dem Partner auf der Muskulatur, die mit hoher Konzentration, ruckartig, ähnlich und entschieden wie beim Karate ausgeübt werden, können die Lösung der langjährigen Probleme bringen.

Selbst wenn bisher kein Therapeut Erfolg hatte, empfehle ich jedoch den bekannten Arzt oder Heilpraktiker nochmal zu besuchen, und ihn davon zu überzeugen, diese Methode anzuwenden, zumindest versuchsweise.

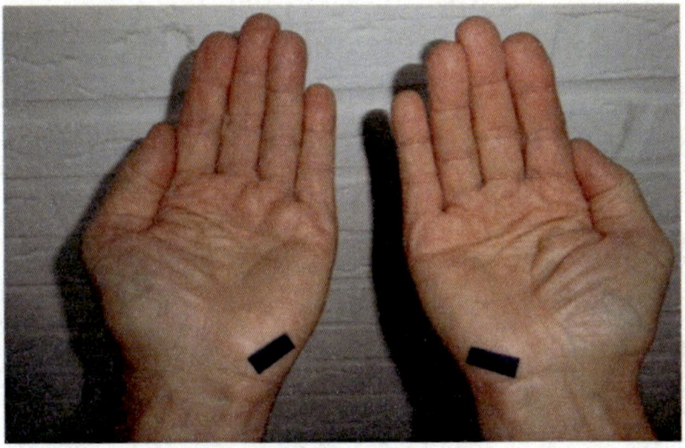

Das einzige Werkzeug, das man braucht, um eine Wirbelsäule komplett wieder fit zu machen, sind die beiden Knochenenden der Ellenknochen am Ende der Vorderarme, vor der Handwurzel, die hier im Bild an den schwarzen Aufklebern zu sehen sind. Diese Knochen federn nicht und übertragen sofort den ungeminderten

Druck auf die gewünschten Stellen der Muskulatur. Die rechte Hand wird immer links der Muskulatur aufgelegt und die linke Hand rechts. Das gilt nicht für den Halsbereich.

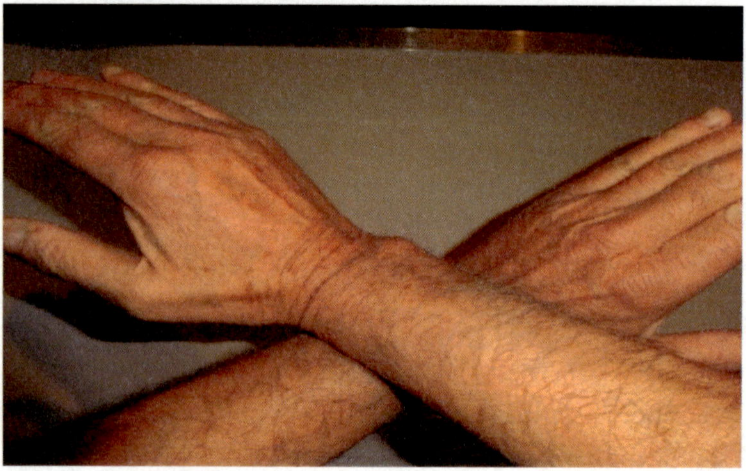

Ein Mal so, wenn der obere Wirbel eine Blockierung rechts von dem darunterliegenden Wirbel zeigt, ist die rechte Hand links auf der Muskulatur im Bereich der oberen Wirbel, ca. zwei Zentimeter links der Wirbelsäule. Die linke Hand ist ca. zwei Zentimeter rechts der Wirbelsäule auf der Muskulatur im Bereich des unteren Wirbels. Nach dem Ende des Ausatmens werden in einem Ruck beide Muskulaturbereiche zu den Körperseiten hin auseinandergeschoben. Dabei entsteht ein Zug auf die blockierten Wirbel, wodurch sie ihren Platz wiederfinden.

Sobald die Entgleisung mit beiden Fingern nicht mehr zu spüren ist, sind die schmerzenden Nerven endlich frei. Nach einer starken Blockierung kann es bis zu drei Tagen andauern, bis die Schmerzen verschwunden sind.

Wenn die obere Blockierung also nach links zeigt, ermöglicht diese umgekehrte Stellung der Hände einen besseren Zug der rechten Hand. So ist sie freier, um den oberen Wirbel in seiner Position nach rechts zurückziehen zu können.

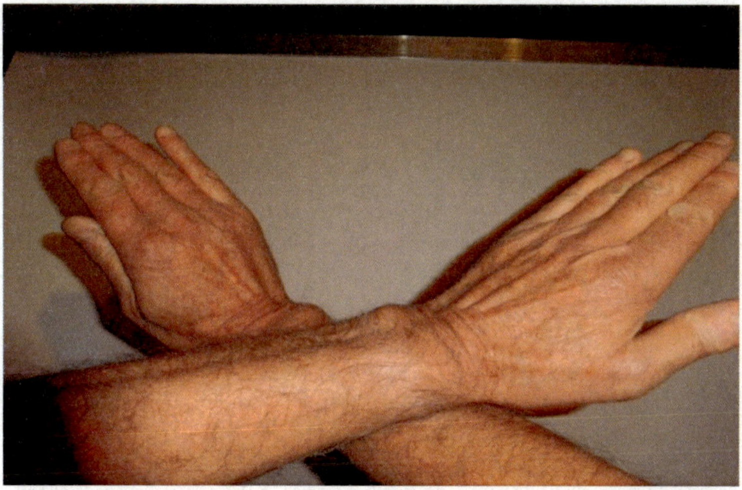

Man merkt hier, dass die rechte Hand links der Wirbelsäule in Höhe des unteren Wirbels anliegt, und die linke Hand in Höhe des oberen Wirbels, an der rechten Seite.

Für diese Deblockierung liegt der hilfesuchende Mensch in Bauchlage auf einer dickeren Decke. Die Unterlage muss fest sein und soll nicht federn.

Es ist empfehlenswert, sich in der Reiterstellung auf dem Hilfebedürftigen zu positionieren. Grund dafür ist, dass man die Dornfortsätze genau vor sich hat, mittig und in einer Linie.

So wird das Abtasten nach der Türkantenmethode wesentlich präziser sein, weil der genaue Verlauf deutlich und genauer spürbar ist, als wenn man neben dem Hilfebedürftigen steht oder kniet.

Auch der Zug der Muskulatur wird besser ausgeglichen und im Gleichgewicht sein.

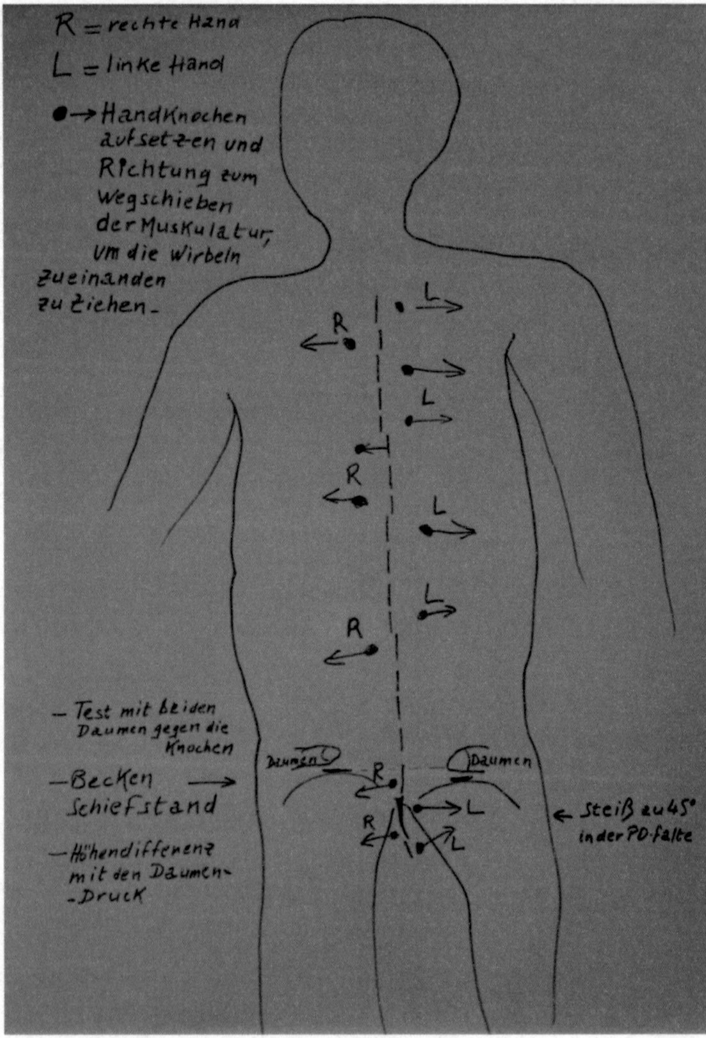


Hier wird deutlich, wie Wirbel stehen können, um einen Beckenschiefstand zu verursachen. Es sind manchmal mehrere Wirbel in dem Bereich versetzt. Es kann an einem unglücklichen Fall liegen oder an einem Unfall. Unten im Bild habe ich den Steiß dargestellt, der wunderbar über einen Zug beider Hände zu ca. 45 Grad über der Muskulatur der Po-Falte in die richtige Stellung zu bringen ist.

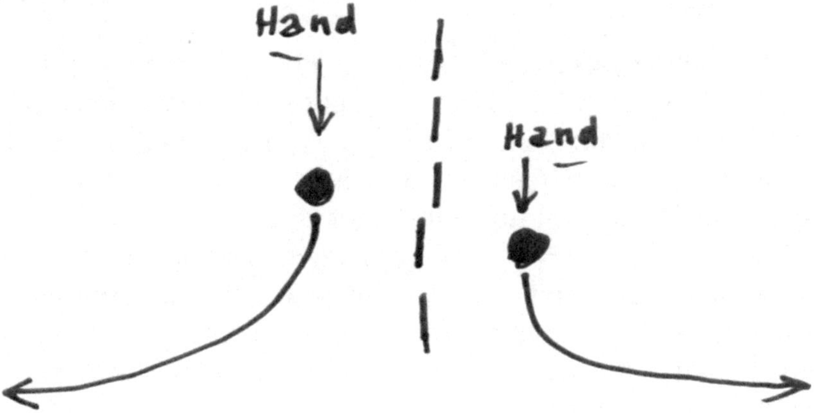


Sobald die Entgleisung bzw. / Blockierung eindeutig festgestellt ist, setzt man die Hände, wie im Bild mit den zwei schwarzen Markierungen der Hände, genau auf diese Punkte.

Man bittet jetzt den Menschen einzuatmen, beginnt sofort den Druck auf die markierten Stellen, dann bittet man auszuatmen und hält dabei den Druck mit beiden Händen. Sobald das Ausatmen zu Ende geht, drückt man entschieden und in einem Ruck, wie hier im Bild, nach unten und zieht gleichzeitig seitlich auf die Muskulatur, sodass die blockierten Wirbel zueinander gezogen werden. Die Wirbelsäule sollte nach einigen Minuten nochmal abgetastet werden. Die Muskulatur der ersten Schicht hat sich entspannt. So können sich weitere versteckten Blockierungen bemerkbar machen, die ebenso deblockiert werden sollten.

**ACHTUNG und sehr WICHTIG: DAS IST KEIN SPIEL!**

Nur wer sich in dieses Verfahren hineindenken kann, handwerklich geschickt ist und diese einfache Methode ausreichend nachvollziehen kann, sollte eigenverantwortlich und in Abschätzung möglicher Konsequenzen handeln.

Diese Methode ist zwar ungefährlicher als die meisten Sportarten. Das Ziel ist aber hier, etwas zu reparieren, was bisher kein offizieller Therapeut geschafft hat. Bei Unsicherheit empfiehlt es sich jedoch grundsätzlich, einen vertrauten Arzt oder Heilpraktiker zur Unterstützung anzusprechen. Nicht zu helfen, wäre wiederum als eine unterlassene Hilfeleistung zu werten.

ACHTUNG: Keine dieser Methode darf nach einer Operation angewandt werden. Die letzte Operation muss mindestens EIN JAHR zurückliegen, bevor irgendein Versuch gemacht wird.

**Für den Halsbereich gelten andere Gesetze**

Achtung auch bei herkömmlichen und ruckartigen Behandlungen der Halswirbel. Sie können sehr gefährlich sein, auch wenn sie von einem Arzt ausgeführt werden.

Man redet nicht nur darüber, dass sie gefährlich sind. Sie sind es auch wirklich.

Für den Hals gibt es eine absolute ungefährliche Methode, die oft von den Betroffenen selbst ausgeführt werden kann. Diese Methoden aus Sri-Lanka ist ungefährlich, weil der Patient selbst seine Deblockierung bestimmt.

Die allgemein bekannte Methode der Schulmedizin halte ich für zu gefährlich. Dabei drehen sie und ziehen den Kopf mit Gewalt ruckartig hoch. Bei dem hohen und unberechenbaren Tempo dieser Behandlungsform hat der Betroffene absolut keine Chance, zu reagieren.

Eine Reaktion des Patienten in irgendeiner Form ist nur möglich, wenn die Behandlung bereits vorbei ist. Es können dabei gefährliche Blutgerinnsel mit unvorstellbaren Konsequenzen für die Gesundheit entstehen. Es reicht für defizitäre Reaktionen der Organfunktionen bis hin zu Gedächtnisverlust und mehr. Es sind schon sehr viele Unfälle dabei passiert, wovon die breite Öffentlichkeit nichts erfährt. Der Kopf beinhaltet die empfindsamste Technik des Körpers und ist zugleich die Kommandozentrale für alle Sinne und Organe. Nur der Hilfe suchende Mensch kann über die Empfindsamkeit und Verträglichkeit seines Kopfes entscheiden.

**Die sanfte Deblockierung im Halswirbelbereich**

Hier ist der Betroffene allein für seine Kraft und Gefühle zuständig. Sein Helfer hat zuvor die Entgleisungen zwischen dem oberen Schulterbereich bis zum oberen Nackenwirbel festgestellt. Ab der ersten Blockierung bzw. Entgleisung im oberen Schulterbereich bittet er den Hilfesuchenden, genau von dem Punkt der Entgleisung an, seinen Kopf komplett nach vorne zu knicken, soweit es geht. Jetzt setzt der Helfer eine Hand oberhalb des Wangenknochens und die andere Hand zu der anderen Seite oben am Schädel. Er hält nur fest, während die Person sehr langsam und mit aller Kraft versucht den Kopf in Richtung Hand auf dem Wangenknochen zu drehen. Danach die Kraft zurücknehmen, aber die geneigte Position beibehalten.

Dann werden beide Hände seitenverkehrt aufgelegt, wie im zweiten Bild, und ebenso mit Kraft Richtung Hand auf den Wangenknochen.

Anschließend wird nochmal nach den Entgleisungen getestet und weiter hoch, bis unter den Schädelknochen. Dabei und bei jedem entgleisten Wirbel muss die Person ihre Kopfneigung in derselben Höhe, wie die Blockierung bzw. Entgleisung ist, erneut anpassen. Zuletzt setzt man sich der Person gegenüber und bittet sie, den Kopf sehr langsam nach rechts bis zum Anschlag zu drehen, einen kleinen Ruck gegen den Anschlag mit dem Kopf zu machen, und dasselbe an der anderen Seite zu wiederholen und ohne den kleinen Ruck zu vergessen.

Das macht der Patient alleine, aus eigener Kraft und nach Empfinden. Der Helfer stellt nur die Entgleisungen fest und hält den Kopf, sobald die Person ihn in der gewünschten Position geneigt hat.

Nur halten. Der hilfesuchende Mensch drückt nur seinen Kopf gegen die Hand, während die andere Hand verhindert, dass sich der Kopf dreht. Der Kopf wird genau in der Höhe der jeweiligen Entgleisungen, soweit als möglich, nach vorne gekippt. Erst dann beginnt der Versuch des „Patienten“ seinen Kopf langsam und mit Kraft nach rechts und dann nach links bis zum Anschlag zu drehen.

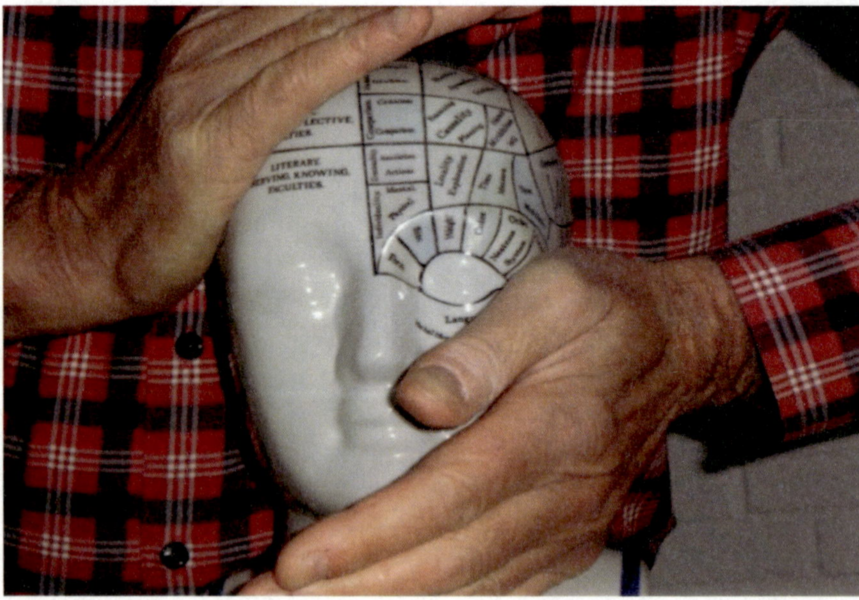

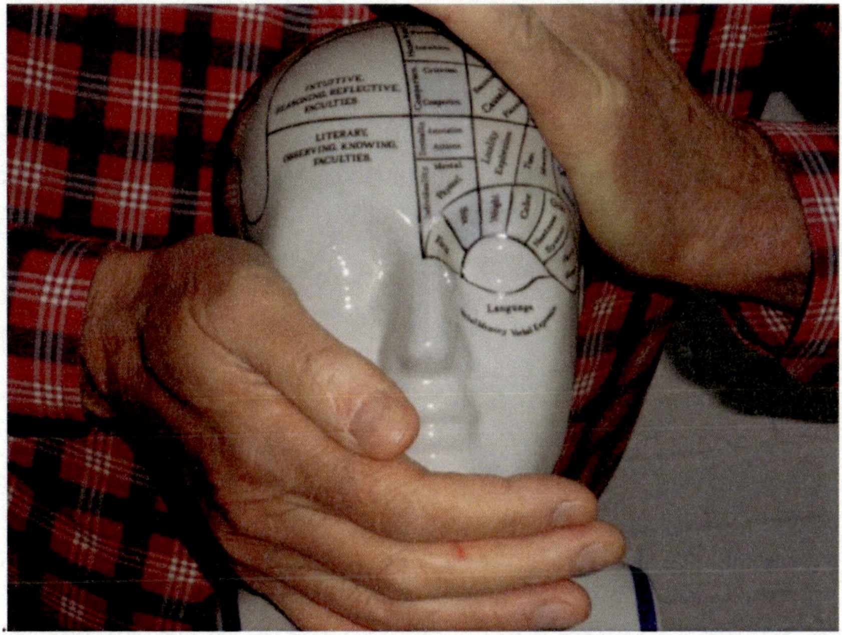

Es wird nur eine gezielte und kräftige Akupressur von Muskeln in Anspruch genommen.

Wer in Not ist und Vertrauen in seinen Partner oder einen geschickten Bekannten hat, vielleicht sogar in einen gut besonnenen Heilpraktiker oder Mediziner, kann diesen darum bitten, seine Halswirbel auf die beschriebene Weise zu überprüfen.

Man darf sich nicht bedingungslos ausliefern. Unser Körper gehört uns ganz allein. Es ist daher sinnvoll, dass man selbst für seine eigene Gesundheit sorgt und die Verantwortung übernimmt, von der Ernährung bis durch alle Lebenssituationen.

Sofort nach der Feststellung der entgleisten Wirbel ist es wichtig, auf einen eventuellen Beckenschiefstand zu achten.

**Was kann man tun bei künstlichen Hüften und Dauerschmerzen? Der Beckenschiefstand mit künstlichen Hüften**

Selbst nach den Hüftoperationen, die oftmals aus Gewinnsucht oder Unkenntnis vorgenommen werden, verbleiben in vielen Fällen die alten Schmerzen. Hinzu kommen noch häufig die Schmerzen von der Operation.

Im Fall von künstlichen Hüften könnte ein Überkreuzen der Beine dazu führen, dass das Material zerbricht. Im Fall von akuter Osteoporose sollte man sehr vorsichtig sein und nach dem Schmerzempfinden der Person handeln. Je älter ein Mensch ist, umso mehr besteht der Verdacht auf Osteoporose.

Nochmaliger Hinweis: Osteoporose entsteht meistens aufgrund einer Neutronenstrahlung am Schlafplatz (Krebspunkt). Diese Neutronenstrahlung trifft Nacht für Nacht auf das Gelenk. Der lebenswichtige Erdmagnetismus wird in dem Bereich der Neutronen vernichtet, wodurch eine Durchblutung des betroffenen Gelenks unterbrochen wird. Auch hier empfiehlt es sich zunächst, einen Liegetest vorzunehmen und gegebenenfalls das Bett auf einen besseren Platz zu schieben. Eine Übersäuerung des Stoffwechsels durch unangemessene Ernährung, wie durch Milchkonsum, Schweinefleisch, Zucker usw. unterstützt die mangelhafte Durchblutung.

Mit künstlichen Hüften ist also die Methode von Andreas Hofmann mit der Drehung des Körpers nicht zu empfehlen. Man würde das Risiko eingehen, sich die Knochen zu brechen. Für solche Fälle habe ich eine spezielle Methode entwickelt, die auch für ältere Menschen gut anwendbar ist. So gibt es eine Möglichkeit, die Hüften zu richten, ohne sie dafür anfassen zu müssen. Zum Abtasten der Entgleisungen seiner Wirbelsäule bis zum Beckenknochen sollte sich der Mensch in der Bauchlage auf eine Tischkante legen. Dann werden wie bei Hofmann (Bild) beide Daumenkuppen des Helfers mit ca. zehn Zentimeter Abstand voneinander und genau zueinander gerichtet auf den Beckenknochen aufgelegt. Dann werden beide Daumenkuppen langsam und mit Druck ins Fleisch, Richtung Lendenwirbel hochgeschoben, bis jede Daumenspitze den oberen Bereich des Beckenknochens erreicht und ins Fleisch, Höhe Nierenbereich, fällt.

So muss jeder der Daumen sorgfältig und langsam ca. einen Zentimeter höher geschoben werden, dann zurück gegen die oberste Kante des Beckenknochens. Dann sollte man genau auf den Höhenunterschied der zwei Daumen achten. So ertastet man den Beckenschiefstand. Er kann bis zu vier Zentimeter zwischen den Daumenhöhen betragen. Das ist keine Seltenheit.

Diese Menschen sind irgendwann hingefallen, vielleicht in der Kindheit, und haben so jahrelang ihre Hüften ungleichmäßig belastet. Sie humpeln dadurch ihr ganzes Leben. Manchmal spüren sie Schmerzen, manchmal nicht. Die Statik des Körpers ist aber dahin. Das macht sich im Alter bemerkbar. Es sind die Menschen, die früh mit Rollator und Stöcken ausgestattet werden. Zuvor haben sie sogenannte orthopädische Schuhe mit unterschiedlichen Sohlen bekommen. Das ist ein Armutszeugnis für Orthopäden, die nicht in der Lage sind, einen Beckenschiefstand sofort zu erkennen und in weniger als einer Minute zu beseitigen. Der Beckenschiefstand hat nichts mit dem Becken zu tun. Er ist immer das Resultat von blockierten Lendenwirbeln.

Das kann jetzt jeder Laie selbst mit seinen Daumen feststellen. Bei der Parallelführung der beiden Finger nach der Türkanten-Methode wird man im Bereich Lendenwirbel und Hüftknochen besonders achtsam sein müssen. Dieser Bereich ist meist von harten Muskelschichten bedeckt. Dadurch sind Entgleisungen oft sehr schwer zu spüren. Gerade da aber kann die kleinste Entgleisung zwischen zwei Wirbeln für extreme Schmerzen sorgen, sowie auch für ein schiefes Becken. Bei einem Beckenschiefstand muss immer damit gerechnet werden, dass mehrere Lendenwirbel sich hintereinander und kettenweise gelöst haben. Es hängt immer davon ab, wie der Mensch hingefallen ist oder wie intensiv der Unfall war. Sobald das erstaunliche Ergebnis feststeht und um jeden Wirbel besser lokalisieren und wieder richten zu können, sollte jetzt der hilfesuchende Mensch anders auf dem Tisch positioniert werden. Eine Decke wird über die Tischkante gelegt. Dann legt er seinen Oberkörper so auf den Tisch, dass seine Beine herunterhängen. So befinden sich die Hüften und der Beckenknochen genau auf der Tischkante. Man hat jetzt den Bereich der Lendenwirbel und den Beckenknochen genau vor sich.

Man setzt, wie im Bild, die Ellenknochen beider Hände auf die Muskulatur, seitlich der festgestellten Entgleisungen. Auch da bittet man Opa oder Oma einzuatmen, dann auszuatmen und beginnt sofort nach dem Ausatmen in einer Reihe kleiner Druckschübe die Muskulatur so auseinander zu ziehen, dass die Wirbel wieder zueinander gleiten können. Dann immer wieder den Beckenschiefstand zwischendurch kontrollieren, um die Fortschritte festzustellen. Dann auf ein Neues ansetzen und immer weiter die Muskulatur auseinanderziehen, bis keine Entgleisung bis zum Steiß mehr festzustellen ist. Die kleinen Druckschübe müssen schnell und hintereinander geschehen, damit der Hilfe suchende Mensch keine Zeit bekommt, entgegenwirken zu können.

Jetzt darf Opa oder Oma aufstehen, sich aufrichten und so schnell wie möglich laufen. Wenn es auf dieselbe Weise auch gelingt, die Brustwirbel zu richten, dann wäre es empfehlenswert, sowohl Gehstock wie auch Rollator durch zwei höhere, wie zum Beispiel Nordic-Walking Laufstöcke, zu tauschen. Der ältere Körper kann sich damit besser gestützt aufrichten. Das Sauerstoffvolumen vergrößert sich entsprechend. Die Atmung ist freier.

Nochmalige Erinnerung: In dem Bereich und auch über den Beckenknochen sollte man besonders langsam und besonders gut auf einen einwandfreien Verlauf der Finger, auch über den Beckenknochen, achten. Um den gesamten Verlauf der Wirbelsäule wahrnehmen zu können, müssen beide Finger, Zeige- und Mittelfinger, vom oberen Bereich der Lendenwirbel bis zum Steiß, heruntergeführt werden. Dabei passt man das Führen der beiden Finger den Körperkurven an. So gleiten die Finger ebenso mit ca. 45 Grad Neigung zwischen den Pobacken bis zum Steiß hin. Die winzigsten Verstimmungen in dem Bereich können von großer

Bedeutung sein. Von dem oberen Lendenwirbelbereich angefangen bis zum Steiß sind sie oft kaum oder schwer spürbar.
Merke: Bei noch rüstigen Menschen mit denselben Problemen müssen die Druckschübe in der Muskulatur entsprechend schneller und kräftiger sein. Durch einen einzigen Ruck mit beiden Händen können alle Probleme der Wirbelsäule verschwinden.

Wenn man die Stellen genau geortet hat, so ist es bei älteren, rüstigen Menschen oftmals notwendig, das ganze Körpergewicht einzusetzen, um die Knochen zueinander zu ziehen. Dieser Bereich kann wegen einer guten Muskulatur sehr robust und widerstandsfähig sein.
Solche Blockierungen können teilweise sehr alt sein, möglicherweise aus der Zeit noch vor der Geburt, wie der blockierte Atlas. Die Zahl der bisherigen Röntgenbilder und fachmännischen Untersuchungen spielt dabei keine Rolle.

### Eine Wirbelsäule muss man fühlen

Das Hüftbecken ist die andere Extremität des Atlas und zugleich auch seine Spiegelung. Dazwischen entscheiden sich die Funktionen der gesamten Wirbelsäule. Wenn eine der beiden nicht stimmt, dann stimmt die ganze Statik des Körpers nicht. Darunter leiden Knie, Füße, Schulter und Hüften. Natürlich leidet wiederum auch die gesamte Wirbelsäule darunter und sucht instinktiv nach Schutzhaltungen gegen Schmerzen. Dadurch entstehen wieder neue Blockierungen, wodurch auch Organe unterversorgt werden und erkranken können. Es entsteht ein Kreislauf.

Der Körper sucht sich immer eine Schutzhaltung gegen Schmerzen. Am Gang einer Person oder eines Kindes, in der Stadt oder sonst wo, erkenne ich durch die Schutzhaltung schon von weitem den Beckenschiefstand. All diese Blockaden müssen gerichtet werden, damit der Mensch seine Ruhe findet, selbst wenn er älter ist. Er hat immer noch ein Anrecht auf Lebensfreude.
All diese Blockaden vom Schulterbereich bis zum Steiß sind mit den Handknochen, wie im Bild zu sehen ist, zu beseitigen. Beide

Hände sind überkreuzt und die markierten Punkte der beiden Hände werden auf die Muskulatur neben den blockierten Wirbel aufgesetzt.

Es wird nicht auf die Wirbelsäule, bzw. auf den Knochenbau von oben nach unten gedrückt. Die Rippen im Brustbereich würden extrem und unnötig belastet. Das genaue Vorgehen ist, die Muskulatur links und rechts der Wirbelsäule kräftig und entschieden so auseinander zu ziehen, dass sich die Wirbel zueinander zurückziehen und wieder gerade aufeinander stehen. Die verstellte Muskulatur ist der Grund der Blockaden und nicht die Wirbelsäule selbst, wie viele glauben. Genau wie eine Blockade aufgetreten ist, wie zum Beispiel beim Sport, genauso ist sie wieder über die Muskulatur zu entfernen. Ob eine Verkrümmung durch eine Skoliose alleine entsteht oder eine diagnostizierte Skoliose durch mehrere blockierte Wirbel entstanden ist, lässt sich immer noch nach den schon beschriebenen Methoden feststellen.

Das Rezept für eine Deblockierung eines gesunden und kräftigen Menschen ist umgekehrt und ähnlich wie für die unerwartete Blockierung. Diese kam unerwartet, überraschend, plötzlich, ruckartig und unberechenbar. Durch eine Ankündigung des Vorhabens für eine Deblockierung würde sich der Hilfe suchende Mensch insofern vorbereiten können, dass seine Nerven- und Muskelsysteme instinktiv in Bereitschaft gehen würden. Die entstandene Verspannung könnte den gewollten Effekt teilweise oder ganz verhindern.

Es heißt also, dass man nur die Muskulatur bearbeitet und nicht die Wirbelsäule. Die Wirbelsäule ist dabei nur der sichtbare und fühlbare Indikator für die Muskelverstimmung. Sie ist also nur ein Nebeneffekt, der sonst kaum zu betrachten ist, außer, dass sie protestiert und den Schmerz verursacht. Mit den Schmerzen will sie nur mitteilen, dass sie es leid ist, nicht in Ordnung zu sein.

## Einatmen, Ausatmen und sofort Ruck

Es geht also darum, am Ende eines Ausatmens kräftig, ruckartig und ohne zu zögern, die Muskeln so auseinander zu ziehen, dass die verstellten Wirbel in dieser Höhe zu sich zurückfinden. Es bedeutet, dass beide Hände nach unten zwar festdrücken müssen, aber nur, um die Muskulatur greifen zu können. Im selben Gang wird diese Muskulatur seitlich weg von der Wirbelsäule geschoben. Das ist in der Regel nie schmerzhaft, sondern erleichternd. Dabei entsteht nicht mal ein blauer Fleck, wie es im Sport oft der Fall ist. Wichtig ist immer, dass man sich sehr genau auf sein Vorhaben konzentriert.

Achtung: Ein entschiedener Ruck und sofort loslassen. Niemals Druck! Ein nachhaltiger und anhaltender Druck kann sehr schmerzhaft sein und bringt keinen Erfolg.

Bei einem anhaltenden Druck kann der Patient ungewollt die Kontrolle übernehmen. Bei einem unberechenbaren Ruck hat er keine Zeit dagegenzuhalten.

Um den Grund dieser Handlung zu verdeutlichen: Eine Blockierung der Wirbelsäule entsteht meist überraschend, sei es durch einen Fehltritt oder durch einen Sturz. Eine wirksame Deblockierung entsteht nur bei einem umgekehrten Prozess: plötzlich, kräftig und überraschend. Die Hände müssen gut überlegt aufgelegt werden und ebenso muss die Handlung gut überlegt sein.

Beim richtigen Einsetzen der Hände, mit dem plötzlichen und gleichzeitigen Zug der Muskeln in Höhe der blockierten Wirbel, kann man eigentlich nichts falsch machen. Die Rippen müssen notfalls gut unterpolstert werden.

Fakt ist: hier geht es um einen plötzlichen und entschiedenen Zug der Wirbel zueinander über die Muskulatur.

Die Handlung sollte von dem innigen Wunsch begleitet werden, diesen Menschen von seinen Leiden zu befreien. Eine kleine Meditation oder Gebet dazu kann sich als sehr hilfreich erweisen, um Konzentration und Dosierung genauer zu unterstützen. Damit arbeitet man intuitiv genauer.

Nachdem man sicher ist, beide Hände in der richtigen Position zu haben, bittet man den Mitmenschen langsam einzuatmen, während man sich auf die Handlung konzentriert, dann ausatmen und es folgt der sofortige Ruck. Beim Ausatmen lässt die Körperspannung nach und der Ruck dient zur Überraschung. So wird vermieden, dass der Mensch Zeit bekommt, sich zu verkrampfen.

**Die Täuschungen der Muskelschichten**

Bei alten Blockaden und besonders die der Hüften, sollte man den Menschen aufstehen und zwanzig Minuten entspannt laufen lassen.

Dann sollte er sich nochmal auf den Tisch legen. Man wird sicher nicht schlecht staunen, wenn die alte Blockade wieder da ist.

Irrtum! Es ist nicht die alte Blockade, es ist nur die nächste Muskelschicht aus dem gesamten Muskelkorsett, die sich seit Jahren der schlechten Statik angepasst hat. Und die nächste Muskelschicht kommt auch noch nach der erneuten Pause dran. Selbst wenn man erst nach wenigen Tagen neue Schmerzen feststellt, darf man in dem Fall nicht verzweifeln, sondern muss sich sofort wieder behandeln lassen. Nur nach der Behandlung aller Muskelschichten können die Schmerzen endlich verschwinden. Dann kann man die Hüft- oder Wirbelsäulenoperation absagen.

Anschließend kann der Mensch schmerzfrei laufen, sich bis zu seinen Füßen bücken und tief Luft holen, wie seit Jahren nicht mehr.

Jetzt soll er eine halbe Stunde laufen gehen und dabei immer wieder seine Pobacken kneifen. Sie beinhalten nämlich das Muskelkorsett für Hüfte und Wirbelsäule und haben es jetzt verdient, unter Muskelübungen gut durchblutet zu werden, wie seit einer Ewigkeit nicht mehr.

Zu Anfang sollte man unbedingt darauf achten, dass keine ungünstigen Drehungen beim Bücken oder Heben gemacht werden. Auch Sitzen mit überkreuzten Beinen sollte vorerst vermieden werden. Besonders ungünstig sind Drehungen beim Einsteigen ins Auto.

Das Ganze muss sich nach den Jahren wieder stabilisieren können. Dann ist jeglicher Beckenschiefstand absolut verschwunden und die Hüften sind frei.

Bei Menschen mit Osteoporose oder früheren Operationen muss man entsprechend vorsichtiger verfahren. Bei Arthrose muss der Schlafplatz getestet und gewechselt werden. Nur die künstlichen Hüften bleiben dem Menschen, falls er schon welche hat. Das ist leider nicht wieder gutzumachen.

Damit leuchtet es ein, dass Spritzen, die aufgrund von Schmerzen in der Wirbelsäule verabreicht werden, nur als eine Betäubung anzusehen sind. Die Ursache der Probleme wird durch Spritzen nicht beseitigt. Spritzen können nur vor einer Deblockierung dienlich sein, weil die Muskulatur sich dadurch entkrampft. Eine Deblockierung kann sofort danach leichter vorgenommen werden. Wenn nur eine Spritze als Gegenmaßnahme zu einer Blockierung verabreicht wird, so sollte man sich einen Fachmann suchen.

Dieser Hinweis sollte deshalb nicht in Vergessenheit geraten:
Die 50 Hertz Schwingungen des Elektrosmogs am Schlafplatz geben der Wirbelsäule und den Gelenken den Rest dazu. Besser ist es, sein eigenes Programm im Schlafzimmer selbst zu gestalten, statt sich mit Psychothrillern und den unsinnigen Morden im Fernsehen zu beschäftigen. Wenn der Körper zu Bett will, dann will er schlafen. Also: alle Elektrogeräte raus aus dem Schlafzimmer und die Sicherung zum Schlaftrakt mithilfe eines Netzfreischalters über Nacht automatisch abstellen. Bald geht es dem Rücken besser.

### Andere Hilfsmöglichkeiten

Wenn jemand sich plötzlich den Rücken verdreht hat, können Übungen wie der Bauerngriff hilfreich sein. Mit dem Bauerngriff kann eine Wirbelsäule schnell und wirksam von ihren Schmerzen entlastet werden. Es ist eine Pauschalübung, um die Wirbelsäule zu strecken. Dabei können Deblockierungen entstehen, die ausreichen, um Schmerzen zu beseitigen.

Der Helfer sollte dabei kräftig sein. Er wird die Hilfe suchende

Person ruckartig heben müssen.
Der Helfer stellt sich direkt hinter die hilfesuchende Person. Der Helfer greift von hinten, mit seinen beiden Armen unter die Arme des hilfesuchenden Menschen und verschränkt seine Hände hinter dem Nacken. Er zieht jetzt den gesamten Körper so, dass dieser in seinen Armen regungslos hängt. So bittet er: Einatmen, dann ausatmen, und beim Ausatmen zieht der Helfer den Körper kräftig und in einem Ruck nach oben. Das allein kann ausreichen, um den Schmerz zu beseitigen. Es ist eine pauschale Hilfe. Dabei werden nicht oder extrem selten alle Wirbel ihre genaue und richtige Position wiederfinden. Es ist eine provisorische und schnelle Hilfsmöglichkeit.

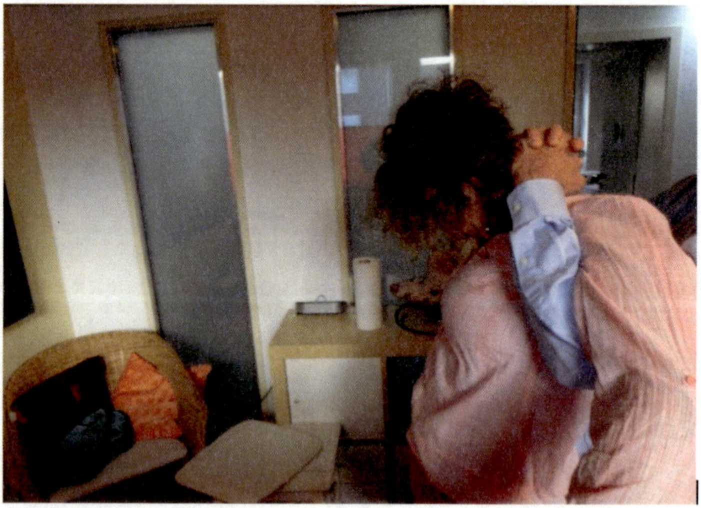

*Der Bauerngriff als schnelle und provisorische Hilfe, wenn sich jemand verhoben hat oder hingefallen ist. Nie bei Fremden anwenden. Dafür ist immer der Arzt oder Heilpraktiker zuständig.*

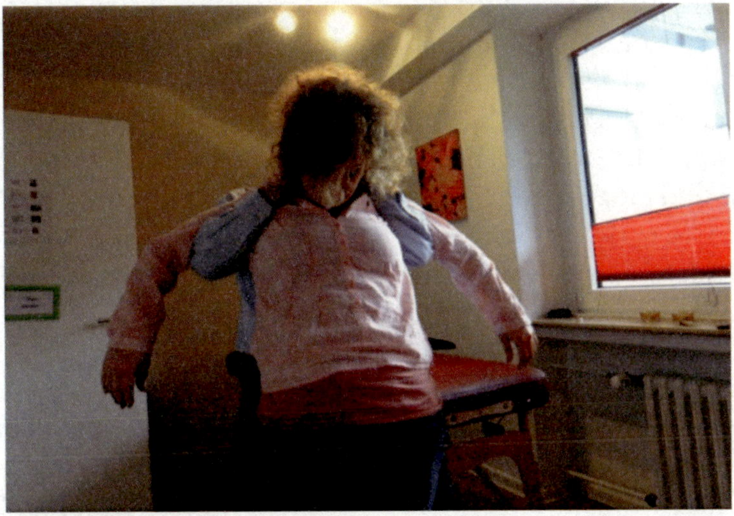

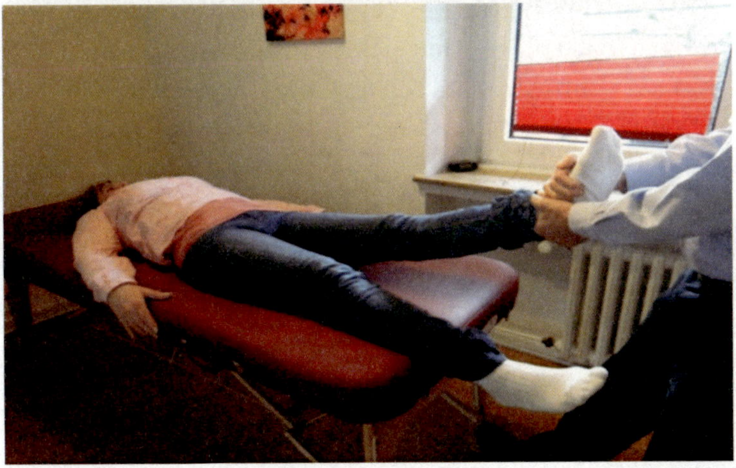

Eine andere provisorische Übung für unterwegs ist das „Langziehen der Beine“. Achtung! Diese Übung eignet sich nicht für Menschen mit künstlichen Knien oder Hüftgelenken. Mal das linke und Mal das rechte Bein, je ein Mal: Der Fuß wird kräftig festgehalten. Das Bein wird hochgehalten, auf Zugspannung festgehalten und dabei ständig und leicht geschüttelt. Es dient der Auflockerung. Dann wird die Hilfe suchende Person darum gebeten: „Langsam einatmen, dann langsam ausatmen.“ Sofort nach dem Ausatmen wird das Bein so stark und ruckartig wie möglich gezogen. Damit entsteht eine Entlastung im Bereich der Hüfte und der Lendenwirbel. Auch diese Übung wirkt sich pauschal aus. Es empfiehlt sich, sehr bald die Türkanten-Methode zu verwenden, um übriggebliebene Entgleisungen feststellen zu können und einzeln zu beseitigen.

**Wie testet man, ob eine Hüfte wirklich vollkommen verschlissen ist?**

Andreas Hofmann hatte dafür einen einfachen Test. Der Patient lag nach der Behandlung auf dem Rücken. Dann nahm er ein Bein gleichzeitig an Knie und Fuß. Er schob dann das Knie zum Bauch hin, bis sein Patient einen Schmerz in der Hüfte meldete. Wenn das Bein sich bis zu der Bauchdecke hinschieben ließ, war Hofmann zufrieden. Ließ sich das Bein über einen neunzig Grad Winkel hinaus schmerzlos schieben und dazu ebenso schmerzlos etwas mit dem Knie rotieren, so hat die Hüfte noch Reserve, laut Hofmann.

**Fazit aus den neuen Erkenntnissen:**

Krebs ist ein Strahlenunfall. Krebs entsteht fast ausschließlich durch Erdstrahlen oder Kunststoffstrahlungen am Schlafplatz. Das wurde von namhaften Ärzten und Physikern seit ungefähr 80 Jahren unanfechtbar und mit vielen technischen Messungen nachgewiesen.

Die langsamen und natürlichen Neutronen aus der Erde, im Spielfeld des Universums, werden im Volksmund als „Erdstrahlen“ bezeichnet. Diese Neutronen greifen den gesunden Erdmagnetismus punktuell an. Selbst unter einem Schlafplatz können sie den Erdmagnetismus völlig zerstören.

Für den physikalischen Nachweis braucht man ein computergesteuertes Magnetometer. Um die krebserzeugenden Neutronen auf dem Schlafplatz nachweisen zu können, braucht man eine Ionisationskammer. Dass Krebs durch natürliche Radioaktivität entsteht, hat der Physiker Pierre Cody zwischen 1924 und 1929 bei 10.000 Krebsfällen eindeutig bewiesen. Diese Strahlungen wirken schon in der folgenden Sekunde auf den Organismus. Das kann man mithilfe des Liegetests deutlich feststellen. Besonders gefährlich ist es, wenn Nacht für Nacht dieselben Organe von solchen Strahlungen angegriffen werden. Im Unterleib einer Frau sind es Hormonstörungen, schmerzhafte und unregelmäßige Perioden. Die Unfruchtbarkeit endet irgendwo im Urlaub. Nach der Rückkehr legt sich die eventuell schwangere Frau auf die alte Bettstelle.

Wie wird es enden: Eine Fehlgeburt? Eine Frühgeburt? Ein behindertes Kind?

Bitte bei zukünftig kommenden oder häufigen Erkrankungen immer den Liegetest machen und den Schlafplatz wechseln. Wenn eine Schwangerschaft zu Hause verweigert wurde, dafür im Urlaub entsteht, so sollte man wachsam sein, wenn alles gut verlaufen soll.

**Was noch?**

Unabhängig von den Erdstrahlen, die teilweise schräg oder senkrecht nach oben verlaufen, gibt es auch eine sogenannte „Benkerstrahlung“. Sie ist überall in der Umwelt. Sie verläuft in der Form von Kuben waagerecht und unendlich in der Höhe. Ca. alle zwei Meter in der Höhe wiederholt sich ihre Strahlungshöhe von jeweils 21 Zentimeter hoch. Über diese terrestrische Strahlung haben wir früher unseren Fernsehempfang im UKW Bereich erhalten. Diese Strahlung ist meist an Berghängen relevant. Sie kann den Schlaf empfindlich stören, selbst wenn das Bett außerhalb gefährlicher Erdstrahlen steht.

**Was war mit den Plastikteilen?**

Nicht nur Plastikteile, sondern auch alle Stoffe mit Synthetikanteilen, Eisengegenstände, dickes Glas von Deko-Artikeln (das wie eine Lupe wirkt), Flüssigkeiten, Plüschtiere usw., alles was nicht natürlichen Ursprungs ist, wie teilweise auch Matratzen und Kissen, stört. Polyester, Schaumstoffe, Metall usw. gehören nicht zu der natürlichen Umgebung eines Menschen während der Nacht. Mit dem Wort „Natur“ ist auch „Natur“ gemeint. Unser Körper ist das einzige und perfekte Naturprodukt, das wir besitzen. Seine Ruhe findet er in der Nacht, aber nur innerhalb einer unangetasteten Natur. All diese künstlichen Gegenstände sind in der Lage, die natürlichen und unsichtbaren Neutronen zu übernehmen und durch das Haus zu streuen. Den Zuwachs an Krebsfällen, chronischen Erkrankungen und Kinderlosigkeit in den letzten 25 Jahren haben wir auch der parallel wachsenden Umweltverseuchung im Haushalt zu verdanken.

### Bitte entsorgen

Es bedeutet also, dass alle Plastikteile, besonders alle durchsichtigen Plastikteile, Hüllen usw., wie auch Metallteile, alle Kleidung und Stoffe mit Synthetikanteilen eine gesundheitliche Gefahr darstellen können, je nachdem, wo sie im Hause gelagert werden. Sie verursachen alle eine Feldverzerrung des natürlichen Erdmagnetismus im Hause, wenn sie auf einer unsichtbaren Neutronenstrahlung stehen. Sie übernehmen somit die natürlichen Neutronen, die sie in dem Haus in alle Richtungen verteilen. Bei einer größeren Verdichtung der künstlich entstandenen Strahlungen ist eine Kommunikation unter den störenden Gegenständen leicht möglich. Schlafen wird dann unmöglich. Wer seinen optimalen und gesunden Schlaf wiederfinden möchte, dabei seine Gesundheit schützen will, bzw. wiedererlangen möchte, hat keine andere Wahl, als sein Haus gründlich zu untersuchen, zu sanieren und Überflüssiges zu entsorgen.

Da diese Strahlungen überwiegend von unten kommen, sollte man im Keller anfangen. Es wird in jeden Schrank, jede Tasche, jede Schublade geschaut. Es gibt definitiv keine andere Wahl. Es sind überwiegend die dünnen Folien, durchsichtigen Kunststoffe, synthetischen Stoffe und Schaumstoffe wie z.B. von Plüschtieren,

die solche Störungen übernehmen.
Sämtliche Plastiktüten, ob von Küchenrollen oder Toilettenpapier, sämtliche Plastikverpackungen, unnötige Metalle und Kunststoffe, müssen aussortiert und immer sofort entsorgt werden. Das, worauf man absolut nicht verzichten kann, wird auf dem Dachboden abgestellt oder unter der obersten Decke der Wohnung. Wichtig ist immer, dass während der Nacht all diese unnatürlichen Teile höher abgestellt sind als die Höhe der Schlafplätze innerhalb der Wohnung. Auch die Leiter aus Alu oder Stahl gehört dazu, denn sie ist eine Antenne.

Unterhalb der Schlafstellen werden nur biologische Sachen abgestellt. Sie bestehen aus Holz, aus 100% Baumwolle usw. Die modischen T-Shirts aus 100% Baumwolle, aber mit Schaumstoffaufdruck oder Metallfäden, gehören auch höher als die Schlafstellen platziert, möglichst aber auch schnellstens entsorgt. Die Plastikteile sollten immer sofort entsorgt werden. Sachen mit nur 2% Synthetik müssen alle höher sein als der Liegeplatz. Dazu gehören Brillen, Wecker, Socken, usw. Bitte den Liegetest anschließend nicht vergessen.

Diese Störungen gezielt herauszufinden, ist sehr einfach mit einer Wünschelrute. Die weiße Wünschelrute (Gabelrute) von Dr. med. Hartmann eignet sich perfekt dazu. Mit ihrer Spitze zeigt sie sogar genau an, woher die Störung kommt und sogar aus welcher Etage. Man braucht nur noch in die Richtung zu gehen, um die störenden Kunststoffe und anderen Gegenstände herauszufinden, die längst vergessen waren. Mit der Wünschelrute entdeckt man sogar Kunststoffe, wo keine vermutet werden. Es werden nur die Kunststoffe gefunden, die stören.

Wenn ich als Autor dieses Buches so gut die Störungen über mehrere Etagen orten kann, dann sind sie auch gefährlich, und wenn ich das kann, dann können sie es auch liebe Leser. Ich habe es trainieren müssen und so meinen optimalen Schlafplatz herausgefunden, die störenden Gegenstände beseitigt und meine Gesundheit wiedererhalten.
Wie man lernt, damit umzugehen, ist in meinem grünen Buch:

„Gesundes Haus-Gesunder Mensch" genau beschrieben. Das kann jeder Mensch nach wenigen Übungen, solange er lebt. Diese Fähigkeit wurde uns bei der Geburt als Schutz mitgegeben. Es ermöglicht uns, unsichtbare Gefahren zu ermitteln.

Als der Mensch zu früheren Zeiten zu schlau wurde, sagte der Graf zum Priester: „Halte sie dumm, ich halte sie arm." Die Wirkung hat bis jetzt gut gehalten. Noch nie hatte der Mensch so wie heute die Möglichkeit, über eine unsichtbare Umwelt nachzudenken. Zu den Funkwellen, wie auch den Mikrowellen, die die ganze Umwelt und die Weltmeere wie einen großen Ofen erwärmen, macht er sich keine Gedanken, obwohl er von überall mit seinem Handy telefonieren kann.

Er geht aber dafür zum Arzt und schluckt chemische Mittel. Das sieht er und schmeckt er, also glaubt er daran.

**Und der Elektrosmog?**

Der Elektrosmog, mit dem elektromagnetischen Smog dazu, pulst mit 50 Hertz genau im Bereich des Gehirns, das zwischen 7 und 100 Hertz arbeitet. Diese Form von unsichtbarem Smog hilft allen anderen Formen von Strahlen, sich im Hause und im Schlafzimmer so zu intensivieren, dass absolut kein lebenswerter Platz mehr für einen Menschenkörper vorhanden ist. Dann beklagt sich sogar der Mensch, dass er nicht schlafen kann! Erwartet er Wunder?

Jetzt wird jeder verstehen, weshalb ich mich lieber nicht über Metallbetten oder Wasserbetten mit Elektroheizung äußern möchte. Na ja, jeder entscheidet selbst über sein Schicksal. Die Frage ist nur, ob Goldfische den Elektrosmog in einem Wasserbett überleben würden.

Opa hatte früher sein Radio an dem Metallbett angeschlossen, um einen besseren Empfang zu haben. Er wusste aber nicht, dass dadurch der Erdmagnetismus völlig verzerrt war.

## Zusammenfassung

### Kein Leben ohne Erdmagnetismus

Kommen Sie zurück zur Natur. Kunststoffe, Metalle und Glasstörungen im Haus verhindern den Schlaf und machen Mensch und Tier krank. Machen Sie den Liegetest und stellen Sie gegebenenfalls Ihr Bett um.

### Kein Wachstum ohne Infrarotstrahlung

Setzen Sie mindestens eine Glühbirne in Räume ohne Sonnenlicht oder bei Einbruch der Dunkelheit ein. Sparen Sie Strom aber nicht Ihre Gesundheit.

Selbst wenn die folgenden Hinweise als übertrieben interpretiert werden, sind sie immerhin das Resultat von langjährigen Erfahrungen.

Produkte, die besonders aggressiv und gefährlich sein können:

Nahezu alle durchsichtigen Kunststoffe, die auch als Verpackungen aller Art und Größen dienen, können eine gefährliche Auswirkung auf die Gesundheit der Hausbewohner haben.

Verpackungsfolien von Papiertaschentüchern sollten nach dem Kauf entfernt werden. Die Tücher können in kleinen Deko - Kartons aufbewahrt werden.

Auch die Folien von Toilettenpapier, Küchenrollen usw., können gefährlich sein. Bitte immer auspacken und in Pappkartons, Holzkisten oder direkt im Schrank lagern.

Selbst die kleine Plastikfolie in dem Karton von Kosmetiktüchern ist in der Lage, aggressive Strahlung vom Keller und durch mehrere Stockwerke zu senden. Dann bleibt der gute Schlaf aus.

Plastiktüten aller Arten, Schutzfolien von Kleidern aus Textilreinigungen sollten immer und sofort entsorgt werden. Je dünner die Plastikteile sind, umso aggressiver werden sie, weil sie unsichtbare Schwingungen besser übernehmen und weitersenden können.

Plastikflaschen, Plastikkisten, Flüssigkeiten aller Art, die Wasserflasche am Bett, Medikamentenhüllen, Kugelschreiber usw. in den Schränken und Nachtschränkchen gehören nicht ins Schlafzimmer.

Die vielen Plastikaufbewahrungskisten unter den Betten sind besonders gefährlich. Plastikhüllen in Aktenordnern sind als durchsichtiger Kunststoff ebenso gefährlich.

Eisen- und Kunststoffmülleimer unbedingt durch Holz, Bambus oder Korbgeflecht ersetzen.

Besonders die billigen Plüschtiere aus östlichen Ländern, sowie Strümpfe, Socken, Unterwäsche, Kleidung mit Lycra- und Elasthan-Anteilen, Plastikmäntel und sonstige künstliche Kleidungstücke mit Polyester, Polyamid, Polyacryl und sonstigen Synthetikanteilen, auch Baumwoll-T-Shirts mit künstlichen Aufdrucken können den Schlaf und die Gesundheit gefährden. Allein 3 % Synthetikanteile reichen, um gefährliche Strahlen zu erzeugen und im Hause zu verteilen.

Kissen und Matratzen mit künstlichen Hüllen und Kunststofffüllungen eignen sich auch nicht für einen guten Schlaf.

Auch Feder- und Daunenkissen können ähnliche Störungen wie Kunststoffe verursachen. Die Federn und Daunen werden industriell verarbeitet, chemisch gewaschen und behandelt. Ihr natürlicher Wert existiert nicht mehr. Sie kommunizieren auch elektrostatisch mit Metallen und Kunststoffen.

Störend sind ebenso Sportkleidung, Sporttaschen, Tornister, Sportgeräte, billiges Plastikspielzeug, besonders mit durchsichtigen Kunststoffen, Puppenhaare und mehr. Diese Teile sollten während der Nacht, immer höher als der liegende Mensch platziert werden.

Brillen und Wecker, auch die Armbanduhr niemals unterhalb oder im Bereich der Körperhöhe im Bett ablegen, immer höher.

Zweiadrige Plastikkabel von Lampen sollten gegen rundes Kabel getauscht werden.

Gegenstände und Dekorationsartikel aus Metall, besonders aus Eisen, müssen gemieden werden. Größere Gegenstände aus Metall, wie Leitern, Strickmaschinen usw. können als Antenne

und Sender zugleich wirken.
All diese Störungen von vorgenannten Gegenständen sind in der Lage, Wände und Betondecken zu durchdringen. Deren negative Wirkungen können zum Teil abgebremst oder ganz neutralisiert werden, wenn sie direkt hinter einer Wand oder unter eine Betondecke platziert werden. Damit kann ihr Strahlungsanlauf verhindert werden. Darauf sollte man sich aber nicht grundsätzlich verlassen.

Blumentöpfe aus Kunststoff, auch draußen unmittelbar am Haus, sind ebenso in der Lage, die Schlafplätze zu stören. Möglichst Blumentöpfe aus Naturmaterialien verwenden, wie zum Beispiel aus Ton.

Nochmal also:

Was verursachen Plastikteile, synthetische Stoffe, Metalle, Flüssigkeiten und dickes Glas?

Warum sind sie so gefährlich?

Sie übernehmen die natürlichen und lebensgefährlichen Neutronenstrahlungen aus der Erde, wenn sie auf solchen Punkten stehen und verteilen sie durch das Haus. Alle diese Strahlen fangen irgendwann an, elektrostatisch miteinander zu kommunizieren und greifen den Mensch über Nacht an. Er wird in der Regel gegen Mitternacht wach und schläft erst gegen 5.00 Uhr morgens wieder ein. Bei Vollmond werden diesen Strahlen bis um das 7-fache stärker. Das Haus wird in eine unsichtbare Hölle verwandelt. Der Mensch wird krank.

Kritisch wird es, wenn all diese Störungen es ausnahmslos schaffen, mit allen Synthetik - Kissen im Haus eine elektrostatische Verbindung untereinander aufzubauen. Das gesamte Klima ist wie ein dicker, aber unsichtbarer Nebel. Es ist eine aggressive und geballte Strahlung. Diese Strahlungsform ist nicht mehr punktuell einzuordnen. In dem Fall werden die Hausbewohner spätestens gegen zwei Uhr morgens wach und können nicht mehr einschlafen. Am nächsten Tag fehlen Konzentration und Leistungsenergie. Die Durchblutung funktioniert nicht mehr richtig, Körper und Geist sind erschöpft. Die Zunahme an Krebsfällen um ca. 60 % innerhalb der letzten 25 Jahren ist das Resultat von solchen künstlichen Neutronenstörungen. Der Mensch verträgt keine Neutronenstrahlung, ob natürlich oder künstlich, wie wir aus dem Projekt der Neutronenbombe wissen.

**Was kann man dagegen tun?**

Für die Zukunft gilt dann: Kleidungsstücke ausschließlich aus Naturprodukten kaufen und die Verpackung grundsätzlich entsorgen, bevor man sie in den Schrank einräumt.

Die Möbeleinrichtung soll weitgehend aus Holz bzw. Naturprodukten bestehen, also keine Metallschränke, Tische, Stühle und Lampen, auch keine Glasdekoration aus dickem Glas.

Auf Nachtschränkchen im Schlafzimmer am besten verzichten. Erfahrungsgemäß werden in den Schubladen von Nachtschränkchen überwiegend störende Gegenstände aus Kunststoff und Kunststoffanteilen, wie Socken, eingeräumt. Mit der Zeit werden sie vergessen, stören dabei aber ständig die Schlafplätze und somit den erholsamen Schlaf.

**Was macht in der Regel KEINE Plastikstrahlung?**

Alle Stoffe, die von der Erdoberfläche gewonnen und nicht künstlich behandelt wurden.

Möbel aus Holz, bzw. Spanplatten mit aufgeklebtem Kunststoffüberzug, weil der holzige Untergrund die Strahlenschwingungen verhindert.

Elektronische Geräte und deren Kabel, wie von Computern und Fernsehgeräten. Diese Geräte bestehen aus hochwertigen Kunststoffen, die im Regelfall nicht schwingen.

Achtung nachts im Schlafzimmer!

Bei eingeschalteten Elektrogeräten und deren Trafos wird ein elektromagnetischer Smog produziert, der Gelenkschmerzen und Wirbelsäulendegeneration verursachen kann.

Kunststofffenster und Türen geben auch keine Kunststoffstörungen von sich. Sie laden sich nur elektrostatisch auf und sammeln dadurch Staub.

Küchengeräte und die darin enthaltenen Plastikteile sind hochwertig und fest. Bakelit schwingt auch nicht. Gefrierbeutel, Verpackungen und Gefäße von Lebensmitteln innerhalb der Küche verursachen extrem selten Störungen.

Teppichböden produzieren keine Kunststoffstörungen, dafür elektrostatische, die für eine schlechte und ungesunde Luft sorgen.

**Wie kann man Kunststoffstörungen spüren, messen, oder muten?**

***Spüren:***

Der Liegetest von 20 Minuten, wie schon mehrmals erwähnt und beschrieben, ermöglicht Kunststoff- oder Erdstrahlen zu spüren.

***Messen:***

Eine weitere Möglichkeit besteht darin, den Hautwiderstand während des Liegetests alle 30 Sekunden an den Händen zu messen und als Diagramm in Form eines Georythmogramm auf Papier festzuhalten. Die zuverlässigsten Werte erzielt man mit älteren Vielfachmessgeräten mit Nadelanzeige. Der Basiswert der Kurve eines Georythmoramms bewegt sich zwischen 15 und 20 Kiloohm, der höchste Wert ist alle 30 Sekunden variabel, je nachdem, ob es Störungen gibt und wie stark diese vom Körper der Testperson aufgenommen werden. Wenn die unterste Linie kaum variiert, bzw. relativ flach bleibt während der ganzen Messung und die Person sich dabei ruhig fühlt, nicht fröstelt und tief atmen kann, so kann man von einem guten Platz ausgehen.

Die Messelektroden aus Messing sollten für die Erfassung der Werte gut in der Handfläche liegen.

Wer die Werte im Diagramm in Form eines Punktes einträgt, muss mindestens drei Meter von der liegenden Testperson entfernt sein. Es herrscht absolute Ruhe in dem Raum, bis der Tester alle 30 Sekunden leise sagt: „Anfassen“. Er trägt den Wert als ein Punkt im Rhythmogramm ein und sagt „Ablegen.“ Die Testperson legt dann die Elektroden in langsamen Bewegungen neben Ihren Körper. Nach ca. 15 Minuten werden alle Punkte durch eine Linie miteinander verbunden, so dass ein Diagramm entsteht.

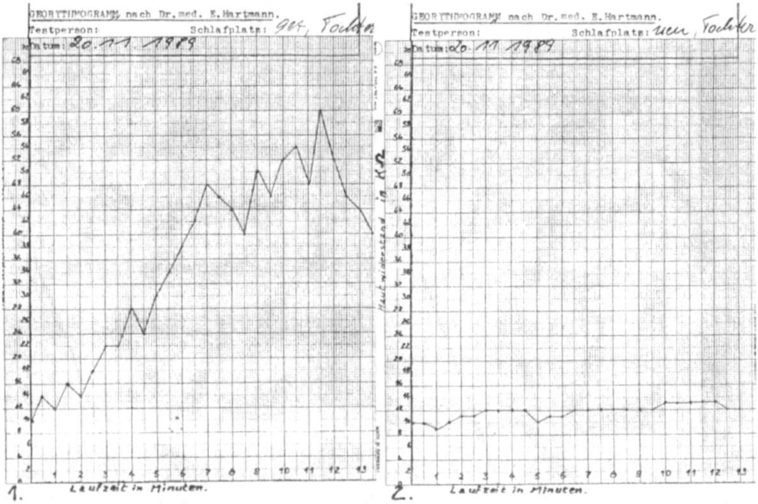


Das Diagramm 1 im Bild zeigt die Messung des Schlafplatzes eines 19-jährigen Mädchens, das als Baby schon auf dem Platz lag. Im Alter von 6 Jahren bekam Sie eine Leukämie und überlebte viele Jahre wie durch ein Wunder, bis die Krankheit akut bedrohlich wurde.

Ich fand für sie einen guten Schlafplatz, Diagramm 2, worauf sie spürbar positiv reagierte. Leider war die Krankheit über die Jahre zu sehr fortgeschritten. Es war zu spät. Sie starb 14 Monate später.

***Muten:***

Bemerkung dazu: Mehrere Mutungen von verschiedenen Personen, unabhängig voneinander und mit vergleichbaren Ergebnissen, dürfen als Messungen genannt werden.

Dafür empfiehlt es sich, den Umgang mit der Wünschelrute zu üben. Wie in den Bildern im Kapitel „Wünschelrute für Anfänger" beschrieben, beginnt man sich eine Einhandrute aus dünnem Draht zu biegen. Die schwierigste Übung dabei ist, ruhig und konzentriert zu bleiben, um eine notwendige Sensibilität zu entwickeln. So wird versucht, die Rute vorne soweit hoch zu halten wie im Bild, sodass sie sich nicht von sich aus nach links oder rechts kippt. Dann ist man bereit, den Bettplatz in Länge und Breite langsam und konzentriert zu testen. An der Stelle, wo ein deutlicher Widerstand gespürt wird, ist zu vermuten, dass der Mensch nicht ganz gesund ist. Hier gibt dann der Liegetest den Nachweis.

Nach wenigen Übungen kann jeder Mensch zum eigenen Schutz mit einer Wünschelrute umgehen, ausnahmslos, außer es läge eine schwere Behinderung vor. Diese Fähigkeit ist wie Radfahren. Wenn man das Gleichgewicht beider Gehirnhälften und damit auch den Körper trainiert hat, wird man immer besser und vielleicht eines Tages sogar Radrennfahrer.

Das „Ruten gehen" ist ebenso wichtig wie das Laufen lernen. Es ist eine angeborene Fähigkeit zum eigenen Schutz der Gesundheit und für das Finden von Wasser als notwendiges Lebensmittel.
Es ist immer wieder verblüffend, wie schnell Kinder sich mit einem Pendel und einer Wünschelrute sensibilisieren und wie präzise ihre Ergebnisse sind.

Nach einigen Übungen, wenn man sich mit der Einhandrute sensibel und sicher fühlt, sollte man die nächste Stufe angehen und den Umgang mit der Kunststoff-Gabelrute von Dr. med. Hartmann lernen und üben. Dann wird man eventuelle Störungen sehr genau anpeilen und entfernen können (spürbar auch durch Wände und Betondecken). Mehr dazu in meinem Buch „Gesundes Haus - gesunder Mensch".

Die Rute in 4 mm von Dr. med. Hartmann ist bei Geobionic, Adlerweg 1, in 69429 Waldbrunn, Wald – Katzenbach erhältlich. Dort werden auch Kurse für Sensibilisierung und Umgang mit der Wünschelrute angeboten.
Die Wünschelrute nach Dr. med. Hartmann eignet sich auch, um die waagerechte Benkerstrahlung zu orten. Diese Strahlung ist eine waagerechte, globale UKW-Strahlung von 21 cm Höhe, die ca. alle zwei Meter in der Höhe wiederzufinden ist.
In Wohnungen in flachen Gegenden findet man diese Strahlung

häufig in ca. 1, 80 Meter Höhe.

In unebenen Gegenden oder am Berghang kann die Höhe deutlich variieren. Sie kann sowohl in der Höhe des Hundekorbs sein, als auch in Betthöhe. Sie übernimmt auch Störungen aus Kunststoff und Metall, die sich in ihrer Höhe innerhalb der Wohnung befinden. So kann eine höhere Benkerstrahlung ihre Störungen auf eine untere Benkerstrahlung weiterleiten. Die Kunststoff- und Metallstrahlungen müssen grundsätzlich entfernt werden. Das Bett und der Hundekorb müssen entsprechend höher oder niedriger auf einen guten Platz gestellt werden. Dann wird der Liegetest sicher gelingen.

Man sollte das Thema mit den direkten Nachbarn besprechen, auch auf das Risiko hin, „als etwas verwirrt" zu gelten. Der Nachbar hat sicher auch seine Probleme. Er hat sich vielleicht damit abgefunden. Fakt ist aber, dass sich Störungen zwischen den Wohnungen austauschen. Wenn also unnötige Störungen beseitigt werden, kann es sein, dass alle davon profitieren, sowohl was den Schlaf, als auch was die Gesundheit angeht.

## Wie unterscheidet man die Strahlen?

Es gibt zig Strahlenarten mit verschiedenen Formen und Intensitäten. Sie werden in der Regel besonders aggressiv, wenn sie sich in der Erdkruste oder auf der Erdoberfläche kreuzen.

Es gibt Strahlen aus Wasseradern, wie im Volksmund bekannt, Spektroiden von Wasseradern, Erdverwerfungen, Spalten, Globalnetzgitter (Hartmanngitter), Currynetze, Kamine bzw. Schlote, Kubensystem, Benkerstrahlung, Raumgitter und vieles mehr. Aus dem Wellensalat wird niemand richtig klug.

Einige Spezialisten glauben das ganze Strahlenprogramm zu meistern und suchen nach allen erdenklichen Strahlen, um einen strahlenfreien Schlafplatz zu ermitteln. Sie tragen die Strahlenarten auf den Plan des Hauses in bunten Farben ein. Der Plan des Hauses wird so voll von Strahlen gezeichnet, dass der Eigentümer am liebsten sofort ausziehen würde.

Diese Panikmache ist völlig unsinnig und widerspricht dem Auftrag. Diese „Spezialisten" bzw. Rutengänger kennen selten die Plastik- und Metallstrahlungen, die alle natürlichen Strahlen innerhalb einer Wohnung übernehmen und konzentrieren.
Deren Fehlerquote ist enorm und erreicht erfahrungsgemäß fast die 100% Marke, wenn die künstlichen Strahlungen vorher nicht eliminiert wurden. Durch solche Ergebnisse und ohne anschließenden Liegetest als Beweis, bleibt für den Eigentümer des Hauses nur eine Möglichkeit: Glauben und hoffen, dass alles gut wird.

Der Eigentümer wollte ursprünglich nur einen gesunden Schlafplatz. Stattdessen wurde nach allen Formen von Störungen gesucht und auch alle Formen von Fehlern dabei gemacht. Dann werden „Entstör-Geräte" angepriesen und verkauft, um angeblich den Kosmos zu entstören.

Das Nervensystem eines Menschen ist, wie das der Tiere, auf natürliche, ungestörte Plätze ausgerichtet. Der Laie sucht nach einer Lösung gegen seine Schlaflosigkeit oder Krankheit und ist bereit zu zahlen, bzw. sich betrügen zu lassen.

Der Hausarzt hatte die Empfehlung gut gemeint. Das Ergebnis ist jedoch enttäuschend. Die Scharlatane schaden somit dieser lebensrettenden Wissenschaft und machen sie unglaubwürdig.

Der bemühte Hausarzt möchte seinen Ruf nicht verspielen und wird solche Empfehlungen nie mehr geben. Daher empfehle ich jedem, sich selbst mit der Thematik zu befassen.

Das Wissen über alle verwirrenden Strahlungsformen ist für den Laien vollkommen überflüssig bzw. nicht hilfreich. Besonders dann, wenn Fachleute an der Vielfalt der Strahlungen selbst versagen. Wer ein Auto fährt, muss auch nicht wissen wie man den Motor zerlegt. Er muss nur fahren können. Mit der Wünschelrute für den Eigenbedarf verfährt man ähnlich und reduziert das Wissen auf ein brauchbares Minimum.

Es genügt, den gefühlten Störungen auszuweichen. Man will schließlich nur einen gesunden Schlafplatz, um gesund zu sein oder wieder gesund zu werden.

Bei dummen Träumen, Träumen ohne Zusammenhang, handelt

es sich um künstliche Störungen wie von Kunststoffen, Metallen, Flüssigkeiten, Gegenständen aus dickem Glas. Sie kommen aus dem Raum, eventuell aus dem Nebenzimmer, aber auch aus den Etagen darunter.

Eine Entstörung dieser Gegenstände besteht darin, sie bedingungslos zu entsorgen, denn der Schutz der Gesundheit hat immer die oberste Priorität.

Bei Angst- und Albträumen handelt es sich um Erdstrahlen, denen nur ausgewichen werden kann. Man kann diese kosmischen Strahlen nicht entstören. Das Bett muss zwangsläufig dahin umgestellt werden, wo sich gute und ungestörte Plätze befinden. Manchmal müssen die Eltern mit einem Kind tauschen. Für eine Person findet man einen guten Platz schneller als für ein Doppelbett.

## Ein Liegetest bestätigt die Qualität des neuen Platzes

Wie kann man am besten vorgehen, um sich zu schützen?

Als Erstes sollte man das Haus vom Keller bis zum Dachboden sorgfältig durchsuchen und von den künstlichen Gegenständen, vor allem, von allen Kunststofffolien, auch den Kleinsten, befreien.

Wir müssen uns dessen bewusst sein, dass unsere Umwelt permanent von neuen technischen Strahlungsformen verdichtet wird. Diese technischen Strahlungsformen werden weitgehend von den natürlichen Wellen übernommen und weitergeleitet.

Durch diese Wellenverdichtung wird die gesunde Umwelt für Menschen, Pflanzen und Tiere immer dünner. Einige moderne Gegenstände wie Kunststoffe, Metalle, dickes Glas, dienen leider als Verstärker der künstlichen Wellen innerhalb der Wohnungen.

Die künstlichen Wellen wie von HAARP, die Geheimwaffe der Amerikaner über die Ionosphäre, die hohe Verdichtung von Sendemasten in Wohngebieten, um Handys und mehr mit Mikrowellen zu bedienen, LTE für eine 10-fache größere Informationsmenge, mit einem 10-fachen an Geschwindigkeit (Faktor 100) als Ersatz für UMTS. Nun soll Galileo als Ersatz für GPS Navigation folgen. GPS reagiert auf eine Dichte von 3 Meter, Galileo auf 5 Zentimeter, das 60-fache an Strahlungsdichte.

Radio- und Fernsehwellen, Radarwellen und mehr, die für ihren negativen Einfluss in der Natur schon gesorgt haben, kommen noch dazu.

Der Wellensalat nimmt dermaßen zu, dass die Technik wichtiger als das Leben wird. Wiederum beklagen sich viele Menschen, darunter auch Jugendliche, einen schlechten Schlaf zu haben. Sie wachen im Allgemeinen und den Aussagen nach gegen 2.00 Uhr jede Nacht auf und können selten wieder einschlafen. Sie haben dabei das Gefühl, dass ihr Blut kocht, ihr Körper eigenartig unter Druck ist und haben morgens steife Glieder. Werden wir von unverträglichen Strahlungen berieselt?

Der Mensch als empfindlichster Wellenempfänger von natürlichen Wellen wird ernsthaft bedroht, wie uns die besorgniserregende Zunahme von Krankheiten bestätigt.

Jeder in seinem Wohnbereich ist gut beraten, sich selbst zu schützen, soweit er kann.

Alle Gegenstände, die man ein Jahr lang nicht gebraucht hat, können in der Regel entsorgt werden. Die Gegenstände, auf die man glaubt, absolut nicht verzichten zu können, sollte man in ein Nebengebäude oder auf dem unbewohnten Dachboden unterbringen. Sie werden möglichst in einem einzigen Raum aufbewahrt und sind somit nicht mehr in der Wohnung verteilt.

Man versucht nur noch, natürliche Produkte zu kaufen, ob für Kleidung, Ernährung oder Wohnung. Die Glasgefäße werden ausschließlich aus dünnem Glas und ohne Facetten ausgewählt. Auch deren Boden muss dünn sein. Übrige Gefäße für die Aufbewahrung von Nahrungsmitteln werden aus Porzellan und Keramik ausgewählt. Auch der Hundenapf gehört dazu. Flohmärkte können eine gute und preiswerte Bezugsquelle dafür sein.

Der Hundekorb wird aus Rattan oder anderen Naturmaterialien gewählt, die Hundedecke ohne Kunststoffanteile. Der Hundekorb wird dann dort platziert, wo der Hund sich von selbst immer hinlegt. Dann bleibt der Hund ruhig und beginnt seinen Korb zu lieben. Metalle gehören nur als Befestigungsmaterial in eine Wohnung, nicht als Möbel oder Dekoration. Metalle, insbesondere Eisen, dienen dazu, den Erdmagnetismus zu verstimmen. Metalle sind weder Möbel noch Dekorationsartikel, dafür wiederum gute Antennen für Elektro- und Kunststoffsmog. Sie verteilen möglicherweise auch den Kunststoffsmog durch das ganze Haus.

Die Strahlenstörungen schaffen es irgendwann miteinander zu kommunizieren und ein Haus in eine Hölle zu transformieren. Sie schaffen es, im Zentrum aller Störungen neuartige Krebspunkte zu bilden, woran so viele Menschen seit ca. 25 Jahren erkranken. Entweder bekommen sie keine Kinder oder werden krank. Diese unsichtbaren Störungen sind die Hauptursachen der modernen Zivilisationskrankheiten.

Die Schulmedizin kennt das Phänomen nicht und steht letztendlich vor einem Rätsel. Der Patient versucht, mit Pillen seine Gesundheit zurückzuerlangen, vergiftet sich unnötig und wird unbewusst abhängig.

In den Kunststoffen der Nahrungskette sind Bisphenol und Phthalate enthalten, die uns chemisch gefährden. Das Blut der modernen Menschen ist auf hohem Niveau mit Kunststoffen belastet, sogar bis zu den ursprünglichen Völkern, die den Urwald nie verlassen haben (Plastik-Planet).

Seien Sie kritisch und sehr konsequent. Sehen Sie Plastikteile aller Art nur als Verpackungen für den Transport, die aber nicht ins Haus gehören. Entsorgen sie diese sofort. Trotz der größten Mühe werden Sie immer noch mit zu vielen Kunststoffen konfrontiert. Es fängt mit der Tube der Zahnpasta an, über die Mikrokunststoffpartikel in der Zahnpasta selbst, bis hin zu allen in Aluminium und Kunststoff verpackten Lebensmitteln.

### Weitere Maßnahmen für einen gesunden Schlaf

Angesichts der rapiden Steigerung an psychischen Erkrankungen und Schlaflosigkeit ist eine Rückbesinnung zu einem natürlichen Leben nach dem Arbeitstag sehr zu empfehlen. Statt nur in einer elektronischen Welt mit Smartphone und Computer seelisch zu vereinsamen, wäre ein Abendessen gemeinsam mit der gesamten Familie und zu festen Uhrzeiten sehr wichtig.

Die Elektronik gehört nicht an den Tisch. Der Tisch sollte der Ort für den Austausch aller Familienmitglieder sein, wie er es zu früheren Zeiten immer war. Das Zusammenleben einer Familie bestimmt ihren Zusammenhalt und prägt das Sozialverhalten.

Nie zuvor hatte der Mensch als „Rudeltier" solche Kommunikationsmittel wie heute. Er unterhält sich nur noch mit seiner seelenlosen Elektronik und erkrankt doch an Einsamkeit. Diese elektronische Sucht, bzw. Krankheit innerhalb der Gesellschaft ist längst nicht mehr zu übersehen. Das Burnout- Syndrom lässt grüßen.

Ein Spaziergang an der frischen Luft am Abend ist die beste Entspannung, um einen entspannten Schlaf vorzubereiten.

Dafür wird vermieden, Krimis zu schauen. Sie verderben die Seele und verhindern oftmals den tiefen Schlaf.

Wer das Leben für sich liebt, sollte besser nicht seine Freizeit mit den sinnlosen und unnötigen Morden an fremden Menschen verbringen, auch wenn es nur ein Film ist. Das fördert eher Dummheit und Aggressionen statt Intelligenz und Wissen.

Alltäglich gibt es interessante Sendungen über Natur, Landschaften, Menschen, Reisen und Tierwelt.

Diese besseren und intelligenteren Gewohnheiten können ebenso spannend sein. Sie vermitteln immer neue und nützliche Erkenntnisse über unsere wunderschöne Umwelt. Diese Filme verderben nicht die Seele und erleichtern den Schlaf.

**Was sollte man zur Gesunderhaltung tun?**

- Der Wireless Router muss nach Gebrauch ausgeschaltet sein, zumindest über Nacht.
- Vor dem Aufstehen morgens 10 oder 20 Mal auf die Brust klopfen, um die Thymusdrüse zu aktivieren. (So wie die Gorillas im Urwald)
- Einen Suppenlöffel bestes, kaltgepresstes Olivenöl morgens nach dem Aufstehen einnehmen.

- Die Ernährung sollte überwiegend vegetarisch sein.
- Schweinefleisch und Milchprodukte sollten vermieden werden.
- Kein Wasser in Flaschen kaufen, besonders in Kunststoff-flaschen (Bisphenol), sondern nur Wasser aus der Leitung trinken. Ein Hygieneexperte aus Freiburg betont, dass das Leitungswasser sicherer ist und den täglichen Bedarf an Mineralien komplett abdeckt.

Beim Leitungswasser müssen permanent 200 Inhaltsstoffe überprüft werden und bei Mineralwasser sind es nur 55.
Es gibt außerdem keine wissenschaftliche Studie, die besagt, dass Mineralwasser gesünder wäre als Leitungswasser.
Außerdem ist der LKW-Transport von Wasserflaschen quer durch Europa eine unnötige Umweltverseuchung, die wegfallen würde.
Sanieren Sie ihren Schlafplatz, ohne Wenn und Aber!
Machen Sie es sich einfach gemütlich.

Das war´s, lieber Leser,
alle Informationen in diesem Buch gehören seit über 30 Jahren zu meinem täglichen Leben. Ich habe immer ein Pendel in der Hosentasche. Ich verreise nie ohne Wünschelrute im Koffer. In Hotels werden die Mülleimer immer auf den Waschtisch im Badezimmer hochgestellt, wie auch andere Gegenstände.

Ich lache immer über diejenigen, die mich auslachen, und ich lache gewöhnlich immer zuletzt.

Ich schlafe auch da, wo andere nicht schlafen können, dafür manchmal andersherum im Bett.

Auch wenn Sie den Eindruck bekommen, dass ich einen Krieg gegen die Schulmedizin führe: Das stimmt nicht! Ich bin teilweise sogar für gewissenhafte Mediziner tätig. Ich verteufele nur die arroganten Mediziner, die skrupellos und moralisch weit vom Mensch entfernt sind.

Sie sind aus Gewinnsucht dazu bereit, das Vertrauen gutmütiger Patienten auszunutzen und grundlos mit Messern deren gesunde Körperteile für Geld zu entfernen.

Es gibt auch sehr gute und verantwortungsvolle Ärzte, die mit hoher Kunst, aber stillschweigend ihren Weg gehen, um Menschenleben würdig zu behandeln und zu retten. Toll.

Aber wo findet man sie?

Trotzdem empfehle ich jedem, einen Weg zur Natur zurückzufinden und mit ihr in Einklang zu leben. Ich bin nach über 30 Jahren gesünder als zuvor und lebe ohne Medikamente. Machen Sie mit.

Es ist eine Umstellung, die sich lohnt. Der Körper wird dankbar sein.

Ein Arzt gibt nur eine Hilfestellung und nur vorausgesetzt, dass er es kann.

Wie kann aber der Arzt wissen, weshalb ein Patient krank ist, wenn er nicht weiß, wie dieser zu Hause lebt?

Der Arzt steht also sehr oft vor einem Rätsel. Er vermutet ja nicht, dass sein Patient ein Rowdytum mit seinem Körper betreibt und achtlos damit umgeht?

Daher verschreibt er Chemikalien und greift zum Messer. Er schneidet nur heraus, was krank oder scheinbar krank ist.

Jeder Mensch ist für sich selbst verantwortlich, nicht der Arzt! Schieben Sie Ihr Fehlverhalten nicht anderen zu. Denken Sie nach. Gesundheit ist kein Opfer. Sie macht Freude und kostet nichts.

Alles Gute für eine Zukunft mit Gesundheit und Lebensfreude...
.. und bitte den Liegetest nie vergessen,

Ihr Guy Laforge.